U0386225

中国康复医学会"康复医学指南"丛书

脑血管病康复指南

主　　编　张　通
副 主 编　邓景贵　张巧俊　宋为群　李冰洁

人民卫生出版社
·北京·

图书在版编目（CIP）数据

脑血管病康复指南 / 张通主编 . —北京：人民卫
生出版社，2021. 12
　ISBN 978-7-117-32602-5

　I.①脑…　Ⅱ.①张…　Ⅲ.①脑血管疾病 – 康复 – 指
南　Ⅳ.①R743.309-62

　中国版本图书馆 CIP 数据核字（2021）第 268700 号

人卫智网	www.ipmph.com	医学教育、学术、考试、健康， 购书智慧智能综合服务平台
人卫官网	www.pmph.com	人卫官方资讯发布平台

脑血管病康复指南
Naoxueguanbing Kangfu Zhinan

主　　编：张　通
出版发行：人民卫生出版社（中继线 010-59780011）
地　　址：北京市朝阳区潘家园南里 19 号
邮　　编：100021
E - mail：pmph @ pmph.com
购书热线：010-59787592　010-59787584　010-65264830
印　　刷：人卫印务（北京）有限公司
经　　销：新华书店
开　　本：787 × 1092　1/16　印张：9
字　　数：225 千字
版　　次：2021 年 12 月第 1 版
印　　次：2022 年 1 月第 1 次印刷
标准书号：ISBN 978-7-117-32602-5
定　　价：65.00 元

打击盗版举报电话：010-59787491　E-mail：WQ @ pmph.com
质量问题联系电话：010-59787234　E-mail：zhiliang @ pmph.com

编者（按姓氏笔画排序）

邓景贵（湖南省人民医院）

刘　楠（福建医科大学附属协和医院）

李冰洁（中国康复研究中心神经康复中心）

吴　毅（复旦大学附属华山医院）

宋为群（首都医科大学宣武医院）

张巧俊（西安交通大学第二附属医院）

洪　华（中山大学附属第一医院）

商晓英（哈尔滨工业大学附属黑龙江省医院）

窦祖林（中山大学附属第三医院）

中国康复医学会"康复医学指南"丛书

序言

受国家卫生健康委员会委托,中国康复医学会组织编写了"康复医学指南"丛书(以下简称"指南")。

康复医学是卫生健康工作的重要组成部分,在维护人民群众健康工作中发挥着重要作用。康复医学以改善患者功能、提高生活质量、重塑生命尊严、覆盖生命全周期健康服务、体现社会公平为核心宗旨,康复医学水平直接体现了一个国家的民生事业发展水平和社会文明发达程度。国家高度重视康复医学工作,近年来相继制定出台了一系列政策文件,大大推动了我国康复医学工作发展,目前我国康复医学工作呈现出一派欣欣向荣的局面。康复医学快速发展迫切需要出台一套与工作相适应的"指南",为康复行业发展提供工作规范,为专业人员提供技术指导,为人民群众提供健康康复参考。

"指南"编写原则为,遵循大健康大康复理念,以服务人民群众健康为目的,以满足广大康复医学工作者需求为指向,以康复医学科技创新为主线,以康复医学技术方法为重点,以康复医学服务规范为准则,以康复循证医学为依据,坚持中西结合并重,既体现当今现代康复医学发展水平,又体现中国传统技术特色,是一套适合中国康复医学工作国情的"康复医学指南"丛书。

"指南"具有如下特点:一是科学性,以循证医学为依据,推荐内容均为公认的国内外最权威发展成果;二是先进性,全面系统检索文献,书中内容力求展现国内外最新研究进展;三是指导性,书中内容既有基础理论,又有技术方法,更有各位作者多年的实践经验和辩证思考;四是中西结合,推荐国外先进成果的同时,大量介绍国内开展且证明有效的治疗技术和方案,并吸纳中医传统康复技术和方法;五是涵盖全面,丛书内容涵盖康复医学各专科、各领域,首批计划推出66部指南,后续将继续推出,全面覆盖康复医学各方面工作。

"指南"丛书编写工作举学会全体之力。中国康复医学会设总编写委员会负总责,各专业委员会设专科编写委员会,各专业委员会主任委员为各专科指南主编,全面负责本专科指南编写工作。参与编写的作者均为我国当今康复医学领域的高水平专家、学者,作者数量达千余人之多。"指南"是全体参与编写的各位同仁辛勤劳动的成果。

"指南"的编写和出版是中国康复医学会各位同仁为广大康复界同道、

为人民群众健康奉献出的一份厚礼,我们真诚希望本书能够为大家提供工作中的实用指导和有益参考。由于"指南"涉及面广,信息量大,加之编撰时间较紧,书中的疏漏和不当之处在所难免,期望各位同仁积极参与探讨,敬请广大读者批评指正,以便再版时修正完善。

衷心感谢国家卫生健康委员会对中国康复医学会的高度信任并赋予如此重要任务,衷心感谢参与编写工作的各位专家、同仁的辛勤劳动和无私奉献,衷心感谢人民卫生出版社对于"指南"出版的高度重视和大力支持,衷心感谢广大读者对于"指南"的关心和厚爱!

百舸争流,奋楫者先。我们将与各位同道一起继续奋楫前行!

中国康复医学会会长

方国恩

2020 年 8 月 28 日

中国康复医学会"康复医学指南"丛书
编写委员会

中国康复医学会"康复医学指南"丛书

目录

30. 精神疾病康复指南	主编	贾福军		
31. 生殖健康指南	主编	匡延平		
32. 产后康复指南	主编	邹 燕		
33. 疼痛康复指南	主编	毕 胜		
34. 手功能康复指南	主编	贾 杰		
35. 视觉康复指南	主编	卢 奕		
36. 眩晕康复指南	主编	刘 博		
37. 听力康复指南	主编	周慧芳		
38. 言语康复指南	主编	陈仁吉		
39. 吞咽障碍康复指南	主编	窦祖林		
40. 康复评定技术指南	主编	恽晓萍		
41. 康复电诊断指南	主编	郭铁成		
42. 康复影像学指南	主编	王振常		
43. 康复治疗指南	主编	燕铁斌	陈文华	
44. 物理治疗指南	主编	王于领	王雪强	
45. 运动疗法指南	主编	许光旭		
46. 作业治疗指南	主编	闫彦宁	李奎成	
47. 水治疗康复指南	主编	王 俊		
48. 神经调控康复指南	主编	单春雷		
49. 高压氧康复指南	主编	潘树义		
50. 浓缩血小板再生康复应用指南	主编	程 飚	袁 霆	
51. 推拿技术康复指南	主编	赵 焰		
52. 针灸康复技术指南	主编	高希言		
53. 康复器械临床应用指南	主编	喻洪流		
54. 假肢与矫形器临床应用指南	主编	武继祥		
55. 社区康复指南	主编	余 茜		
56. 居家康复指南	主编	黄东锋		
57. 心理康复指南	主编	朱 霞		
58. 体育保健康复指南	主编	赵 斌		
59. 疗养康复指南	主编	单守勤	于善良	
60. 医养结合康复指南	主编	陈作兵		
61. 营养食疗康复指南	主编	蔡美琴		
62. 中西医结合康复指南	主编	陈立典	陶 静	
63. 康复护理指南	主编	郑彩娥	李秀云	
64. 康复机构管理指南	主编	席家宁	周明成	
65. 康复医学教育指南	主编	敖丽娟	陈健尔	黄国志
66. 康复质量控制工作指南	主编	周谋望		

前言

脑血管病（cerebral vascular disease，CVD）以发病率高、死亡率高、致残率高为特点。流行病学资料显示，中国 CVD 的发病率大约是 2‰，现存 CVD 患者为 600 万～700 万，70%～80% 的卒中患者有不同程度的劳动力丧失，40% 的患者遗留中度功能障碍，15%～30% 的患者遗留严重的残疾。近年来，随着 CVD 急性期的及时救治，死亡率显著下降，而致残率上升，遗留功能残疾和需要康复的人数显著增加。

中国现代康复医学起步较晚，始于 20 世纪 80 年代初。虽然近几年发展较快，但由于我国经济和社会等方面的原因，跟西方国家相比还有较大差距。近 20 多年来，我国在康复医学学科建设和康复医疗体系建设方面的投入不断增加。从"九五"到"十二五"，由国家科技部支撑的关于卒中康复的研究课题的完成，为卒中康复的普及和推广奠定了基础，大大推进了我国卒中康复医学的发展。

现代康复理论和实践证明，脑血管病康复可有效地减轻障碍和改善功能，预防并发症，提高日常生活能力和生活质量，最终使患者回归家庭，融入社会。而脑血管病康复的有效性很大程度上依赖于规范的康复流程和全面科学的康复管理。该指南的目的是为脑血管病康复治疗的实施和康复评定提供科学证据和基础，规范脑血管病康复的治疗行为，帮助医疗机构按照循证医学支持的治疗方案进行操作，提高脑血管病康复的疗效。

脑血管病康复专业委员会主任委员

张　通

目录

第一章

脑血管病康复绪论

第一节 概 述

我国有多种康复治疗机构为卒中患者提供一系列的康复治疗。随着时间的推移,康复治疗机构发生了很大的变化,包括整合住院和门诊护理服务系统、整合医疗和其他专业康复组,以及自卒中发病起180天内的康复训练项目纳入医保范围等。康复治疗机构根据卒中患者的病情轻重、康复干预开始时间、持续时间、强度和类型,以及医疗、护理和康复专家的参与程度而不同。我国高度异质的卒中康复机构对康复质量(即及时性、有效性、效率、安全性和公平性)和不断扩大的卒中康复研究结果提出了挑战。

我国急性期卒中平均住院周期为2周,显著长于欧美国家。因此欧洲和其他国家制定的康复策略不适用于我国卒中康复系统。为此,中国康复治疗中心提出适合我国国情的三级康复网络体系。三级康复体系即综合医院神经内科、康复中心(或综合医院康复科)和社区医疗机构(或家庭康复)组成的三级医疗康复网络。"十五"国家科技攻关课题"脑血管病的三级康复的研究"结果证实,三级康复模式的实施能明显提高脑血管病康复的治疗效果,提高卒中患者的运动功能、日常生活能力和生活质量,减少并发症,促进脑血管病患者早日回归家庭、回归社会,节约社会资源,是我国现阶段行之有效的脑血管病康复管理模式。而康复治疗小组是康复治疗机构的核心。在三级康复网络中,康复治疗组参与的成员也会根据具体情况调整。(图1-1-1)

一、康复治疗组成员

康复治疗组是康复医疗的基础,作为一个团队为患者提供全面综合康复治疗。参与康复治疗的所有人员都可以是康复治疗小组的成员,避免了单一学科知识狭窄的缺陷,并且通过学科之间的相互协作,为患者的康复治疗提供全面的治疗和指导。康复治疗小组成员包括:

（一）康复医师

负责患者原发疾病及其他相关医疗问题的诊断和治疗、确定关键的功能障碍、康复的短期目标、远期目标和出院目标,并且负责组织康复治疗小组,担任治疗小组组织者的角色,组织召开初、中、末期康复评定会。这一角色也可以由其他专业人员担任。

（二）物理治疗师

负责患者躯体和肢体功能恢复的康复训练,训练方法包括被动运动、主动运动、主动借助运动、抗阻运动、神经发育疗法和运动再学习疗法等,通过维持和扩大关节活动度训练,增强肌力、耐力的训练,步态训练,坐、站和转移训练,协调和平衡能力训练,皮肤整体感觉训练,心肺功能训练,使用下肢矫形器、假肢和步行辅助具,轮椅技巧训练等,对患者进行全面康复治疗。各种理疗,如冷、热、电、磁、光飞超声、水疗等以及推拿按摩或手法治疗,一般也属于物理治疗师的工作。

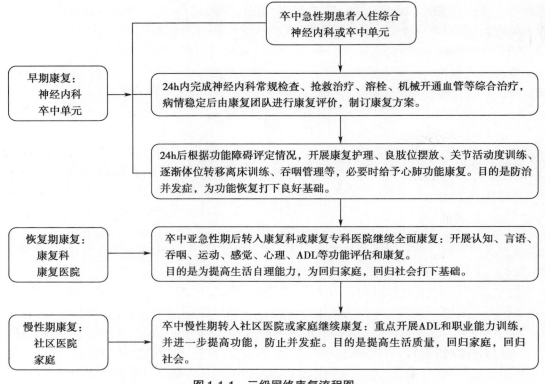

图 1-1-1　三级网络康复流程图

（三）作业治疗师

　　负责患者日常生活能力、学习、娱乐和工作能力恢复的康复训练,包括为提高患者的日常生活能力进行的上肢功能训练,日常生活自理能力的训练,如穿衣、进食、洗漱、如厕、转移等技巧和能力的训练,并为患者选择合适的辅助工具提高日常生活能力,如使用上肢矫形器、假肢和辅助具等,重返工作岗位前的职业能力训练,必要时训练患者的感觉、感知和认知能力,吞咽功能练习有时也由作业治疗师进行,此外,还包括出院前向患者提供家庭和工作环境改造建议、就业建议等。患者家属和陪护者的训练也是作业治疗师的责任。

（四）言语治疗师

　　负责言语障碍患者听、说、读、写等方面功能的康复评定和治疗,包括失语症、构音障碍、失用症及认知性交流障碍等。吞咽障碍也属于言语治疗师的工作范畴。另外,还需负责指导家属和护理人员与患者交流的方法。

（五）康复护士

　　负责患者的基础护理,包括皮肤护理、直肠和膀胱处理、个人卫生、病房环境控制、治疗时间安排等;更重要的是,康复护士需要参与部分康复治疗,如定时变换体位、良肢位的摆放、关节被动活动、辅助器具使用辅导、指导和帮助患者进行日常生活活动(进食、穿衣和洗漱等)。

（六）心理医师

　　负责患者在康复治疗中存在的心理障碍的康复评定和治疗,通过神经心理测试、心理咨询等方法明确患者情感和认知障碍的性质和程度，并进行相应的神经心理治疗、行为治疗和应激处理等，使患者能顺利接受康复治疗。

（七）矫形器和假肢技师

负责设计制作与患者障碍有关的矫形器和假肢，并指导患者训练；同时指导患者及家属进行矫形器和假肢的日常维护等。

（八）文体治疗师

负责患者娱乐和体育活动能力的康复评定、训练和教育，激发患者主动活动的热情和积极性，为患者确定合适的娱乐和体育活动，提高患者的生活质量。

（九）社会工作者

负责与患者家庭及社区的联系，康复评定患者的家居、家庭收入情况、就业情况、生活方式，解决患者的治疗费用和保险金等问题，安排患者出院后在家庭、社区康复治疗的维持，协助患者重返工作或者学校，为患者家属排忧解难。目前国内尚无此职业。

（十）其他治疗技术人员

包括职业康复治疗师、体育治疗师、园艺治疗师、音乐治疗师、足医、舞蹈治疗师等。

所有康复治疗小组成员除特定的专业目标外，还需要共同参与康复目标的确定，对康复治疗的结果承担共同的责任，提供与目标相关的工作经验，相互学习，取长补短。

二、康复治疗组基本工作模式

康复治疗组组成后，分工协作，共同进行患者的康复治疗工作。康复治疗组有四种基本工作模式，包括传统医疗模式、多学科组合模式、学科协作模式和跨学科模式。

（一）传统医疗模式

传统医疗模式是指参与医疗的医护人员分工负责，对特定患者进行诊治的模式。该模式的特点是医师、护士和治疗师分工而行，共同讨论和协商较少。因此该医疗模式在病种简单时效率较高，但对于强调全面综合康复治疗时则优势不再。

（二）多学科组合模式

多学科组合模式是指多个学科和多个专业组合进行诊疗的塔式结构模式，是传统医疗模式的发展。该模式中的多个学科包括康复医学科、运动医学科、神经内科、神经外科、骨科、心胸外科、普外科、泌尿科、心血管内科、呼吸内科、内分泌科、风湿免疫科以及老年医学科、急诊科、五官科和妇科等，涉及的相关专业人员包括康复医师、康复护士、物理治疗师、作业治疗师、言语治疗师、文体治疗师、心理学家、社会工作者、假肢和矫形器技师等。这种方式可以避免单一学科知识狭窄的缺陷，有利于患者全面综合的康复治疗。但由于各学科之间只强调其专业内容，忽视可能对其他专业的贡献，存在横向交流不充分的弊端。这种模式只是多个学科的集合，而不是融合。

（三）学科协作模式

学科协作模式是学科组合模式的进一步发展，强调多学科和其相关专业人员的知识和技能相互融合。学科协作模式与学科组合模式的学科组成和专业人员组成相似，但两者的工作方式截然不同。学科协作模式强调充分的横向交流，强调整体目标的建立和统一综合的数据记录体系，使不同学科和不同专业的知识技能相互融合，为患者量身定制全面综合的康复治疗方案。

（四）跨学科模式

跨学科模式是指医学和其他学科之间相互合作的一种医疗模式。由于部分患者的康复治疗目标和治疗手段超越医学范畴，需要医学以外的其他学科参与。如卒中后伴骨折的患者除医学康复治疗外，还需要材料学、生物力学、工程学、政府政策等社会学的参与，从而形成跨学科治疗的模式。医学与社会学、工程学、特殊教育等学科的合作，是跨学科模式的基础。

（张　通　李冰洁　赵圣杰）

第二节　脑血管病总体康复评定

（一）康复评定致残水平

脑血管病影响多个神经结构和功能，临床上通常表现为运动功能障碍、感觉功能障碍、语言功能障碍、认知障碍、吞咽功能障碍、心肺功能障碍和二便障碍等。与世界卫生组织的其他《国际功能、残疾和健康分类》（International Classification of Functioning, Disability and Health, ICF）相比，身体功能的康复评定往往更客观、更容易测量，但与患者的功能和日常生活能力相关性低。ICF 维度之间相关性有限的原因在于存在众多对结果影响较大的因素，例如：身体功能/结构转移、活动限制、参与限制和生活质量下降等。脑血管病急性期管理的重点往往更多关注身体功能测量，而慢性阶段的重点则转向活动和参与。无论 ICF 维度如何，均需进行正式标准化和有效的测量。康复评定脑血管病患者的身体功能/结构恢复情况，可预测预后、监测恢复情况、监测新疗法疗效，以及指导新的治疗决策。

目前没有单一的功能康复评定量表可以对脑血管病的整个临床过程（急性病房、住院康复和门诊治疗）进行康复评定，并用于跟踪脑血管病康复预后的临床过程。测量身体功能/结构的方法许多，其中最主要的是查体。一些全身量表旨在检查主要的损伤。最常用的脑血管病整体损伤康复评定量表是美国国立卫生研究院卒中量表（National Institutes of Health Stroke Scale, NIHSS），总分范围从 0 分到 42 分，分数越高表示身体功能/结构受损越严重。NIHSS 是短期和长期致残率以及死亡率预测的良好指标。NIHSS 的局限性是不能确定损伤程度的差异，以及对抑郁、手运动、吞咽或记忆丧失等许多常见的卒中后障碍不敏感。其他全面标准化康复评定如 Barthel 指数（Barthel index, BI）或功能独立性测量（Functional Independence Measurement, FIM）确定功能的能力在急性脑血管病患者出院前十分有用。BI 和 FIM 是预测出院功能状态和康复住院时间的强预测因子。

目前已经构建了通过脑神经系统测量身体功能/结构损伤的量表。常见的量表包括：上肢运动功能量表有 Fugl-Meyer 量表或 Box and Block 量表；下肢运动量表有 Fugl-Meyer 量表或步态速度；康复评定语言障碍的西方失语症量表或波士顿命名量表；康复评定偏侧忽略的行为疏忽测试或线段划消测量；康复评定体感障碍的 Fugl-Meyer 感觉康复评定量表和诺丁汉感觉功能康复评定量（Nottingham　sensation assessment, NSA）；简易智力状态检查量表（Mini-mental State Examination, MMSE）、蒙特利尔认知康复评定量表（Montreal Cognitive Assessment, MoCA）和连线实验（A 和 B）康复评定认知。有些测量方面需要特殊设备，例如测力计测量手握力,测量视野的设备等。量化身体功能/结构的损失的机器人设备也越来越受到关注。

（二）康复评定整体康复需求

急性脑血管病患者入院后,应根据 ICF 全面康复评定患者的身体结构和功能、活动限制和参与限制。这些康复评定在患者病情允许的情况下可以在入院后 24 小时与诊断测试同时进行。

选择最合适的康复水平需要考虑许多因素,包括神经系统缺陷的严重程度、活动受限、认知和交际能力、心理状态、吞咽能力、病前活动能力、合并症、家庭/照顾者支持水平、返回社区生活的可能性以及参与康复计划的能力。一些因素,如年龄大、认知功能受损、卒中后功能水平降低、尿失禁等,都是需要住院进行卒中康复的因素。忽视综合征会导致康复时间延长,出院时功能状态较差。神经功能损伤较小的患者,通过标准化措施康复评定平衡能力,如 Berg 平衡量表或卒中姿势康复评定量表确定跌倒的风险,明确需要住院康复、门诊康复或出院。对于可以行走的患者,通过 10 米步行测试康复评定步态速度,可以帮助确定功能性行走能力。为患者和家人提供摔倒风险的安全咨询也非常重要。

（张　通　李冰洁　赵圣杰）

第三节　脑血管病急性期康复

脑血管病急性期康复在发病后 1 个月内进行。急性期康复的基本目的是防止产生废用、误用及过用综合征,防止并发症,如肌肉挛缩、关节挛缩、肩手综合征、肩关节半脱位等,为开展系统的综合康复治疗做好基础准备工作。急性期康复治疗的形式有床边治疗和康复治疗室训练两种,对卧床的患者进行床边治疗,包括床边被动活动、良肢位的摆放、关节活动范围训练、坐起训练等;对允许离床的患者,可以早期至康复治疗室进行运动功能的康复训练。脑血管病早期康复的根本目的是预防并发症,最大限度地减轻障碍和改善功能,提高日常生活能力,最终目的是使患者回归家庭,回归社会。脑血管病急性期患者入住综合医院神经内科或卒中单元后,应立即给予全面的身体状况康复评定,成立由多学科组成的脑血管病康复治疗小组。建议在发病/入院 24 小时内应用 NIHSS 评分康复评定卒中的功能缺损情况,并启动二级预防措施。对脑血管病急性期患者应尽可能首先收入卒中单元进行急性期溶栓等药物治疗,稳定病情,再经过康复科或康复中心康复评定后,根据具体情况进行个体化、全面的康复治疗。建议应用标准有效的量表来康复评定患者卒中相关的障碍和功能情况,决定适当的护理水平,制订个体化的治疗方案,并实施康复治疗。康复评定结果和预期结果都应告知患者及其家庭成员/照顾者,获取家庭支持。

一、早期康复组织管理

理想情况下,康复服务由经过培训的神经病学、物理治疗(physical therapy,PT)、作业疗法(occupational therapy,OT)、言语治疗(speech therapy,ST)和康复护理等多学科的医疗康复团队提供。团队在经过康复培训的医师或神经科医生的指导下进行。其他健康专业人士包括社会工作者、心理学家、精神病学家和辅导员，他们在这一过程中起重要作用。

在急性住院期间提供的医疗集中于急性期的治疗和卒中二级预防。虽然康复治疗一般不是最优先的，但研究结果强烈建议病情稳定后且可耐受的情况下尽早启动早期康复治疗。不论住院期间是否开始康复治疗，所有患者在转院前均应接受正式的康复评定（通常有 OT/PT/ST 康复评定），了解患者的康复需求。

二、早期康复介入时机和康复强度

脑血管病急性期患者病情平稳后 48 小时即可由神经康复医师组织康复治疗小组，召开初次康复评定会，根据全面的功能康复评定结果制订康复方案和康复目标，并对脑血管病康复的预后进行初步判断。超早期康复试验（a very early rehabilitation trial, AVERT）研究了卒中发病 24 小时内开始超早期活动的有效性和安全性，结果显示，超早期活动方案有可能降低 3 个月后的获益。建议急性期住院患者开展每天 3 小时、每周 5 天的康复训练，包括物理治疗、作业疗法、言语训练以及必要的康复护理。脑血管病轻到中度的患者，在发病 24 小时后可以进行床边康复、早期离床期的康复训练，康复训练应以循序渐进的方式进行，必要时在监护条件下进行。康复训练强度要考虑到患者的体力、耐力和心肺功能情况，在条件许可的情况下，开始阶段每天至少 45 分钟的康复训练，能够改善患者的功能，适当增加训练强度是有益的。

三、早期康复训练

应加强脑血管病早期的康复护理工作，包括健康宣教和护理指导，以调动患者本人、家属及其他护理人员的参与意识和康复信心，提高脑血管病整体的康复质量。尽早在护理人员的帮助下进行良肢位摆放、坚持关节活动度训练和渐进性地进行体位转移、早期站立、步行康复训练，以保持正确的坐姿及卧位姿势，保护患侧肢体避免机械性损伤，尽早获得基本步行的能力。

患者应在入院后 48 小时内完成标准的床旁吞咽功能康复评定和营养筛查，存在营养不良或进食困难时都应给予营养支持。筛查阳性的患者使用吞咽造影录像检查（video fluoroscopic swallowing study, VFSS）或吞咽纤维内镜检查（fiberoptic endoscopic evaluation of swallowing, FEES）进一步检查。轻度吞咽障碍可酌情先采用改变食物性状和代偿性进食方法（如调整姿势和手法等），以改善患者吞咽状况。对于中重度吞咽困难、有误吸风险而不能经口维持足够的营养和水分的患者，应考虑经鼻胃管肠内营养。同时建议应用口轮匝肌训练、舌运动训练、增强吞咽反射能力的训练、咽喉运动训练、空吞咽训练、冰刺激、神经肌肉电刺激等方法进行吞咽功能训练。需要长期管饲者，应该定期康复评定营养状态和吞咽功能。吞咽障碍患者鼻胃管拔管参考指征如下：病情稳定，饮水试验基本正常；意识清楚并有一定的认知功能；有食训练中每餐可进食 200mL 以上，连续 3 天无不适；行常规体位或体位代偿下仪器检查未见严重误吸、重度口咽腔滞留。

重症脑血管病患者合并呼吸功能下降、肺内感染，建议加强床边的呼吸道管理和呼吸功能康复，以改善呼吸功能、增加肺通气和降低卒中相关性肺炎的发生率和严重程度，改善患者的整体功能。还应定期进行下肢静脉超声检查，尽早进行深静脉血栓的预防和康复。

脑血管病早期应重视瘫痪肌肉的肌力训练，针对相应的肌肉进行渐进式抗阻训练、交互性屈伸肌肉肌力强化训练，以改善瘫痪肢体功能。训练时及日常生活中应避免用力牵拉患者的肩关节、肩部过度屈曲外展和双手高举过头的滑轮样动作，从而避免肩关节半脱位和肩痛。早期可通过抗痉挛肢位、关节活动度训练、痉挛肌肉缓慢牵伸、夹板疗法等方法缓解或避免肢体肌张力过高。可酌情将功能电刺激、肌电生物反馈疗法与常规康复治疗相结合。

脑血管病早期可进行初步的认知障碍和言语功能康复评定，并康复评定其对康复和护理的影响。待急性期过后进行认知和言语详细的评测，以及针对性的康复，但认知障碍和言语障碍康复的最佳时机尚不清楚。早期发现和干预偏侧忽略是卒中后认知康复的重要部分。卒中早期可针对患者听、说、读、写、复述等障碍给予相应的简单指令训练、口颜面肌肉发音模仿训练、复述训练，口语理解严重障碍的患者，可以试用文字阅读、书写或交流板进行交流。

（张　通　李冰洁　赵圣杰）

第四节　脑血管病亚急性期康复

一、亚急性期康复管理流程

由多学科协作模式组成的康复治疗小组是完成患者全面综合康复治疗的基础。亚急性期康复治疗的管理流程如下：

康复医生接诊后对患者进行详细的病史询问及查体，完成相关辅助检查，明确患者的功能障碍情况，康复评定内容应包括运动功能、感觉、认知、语言、吞咽、心理、心肺功能以及大小便功能等。然后确定康复治疗小组成员，并向各成员发出康复处方，各小组成员需要在一周内对患者进行初期功能康复评定。同时康复医师还需要负责患者原发病、相关危险因素、并发症、合并症以及基础疾病等的诊断和治疗，做好卒中二级预防。

在患者入院后 7~10 天，康复医生主持召开初期康复小组康复评定会，就患者原发病、全身状况、各种功能障碍程度、康复潜力、影响康复的因素和预后等各种情况进行深度交流，制订康复治疗方案，确立近期目标、短期目标和远期目标。强调短期目标必须细分成数个近期目标并注明需要的时间，数个近期目标组成一个短期目标，数个短期目标组成一个长期目标。然后各小组成员分别对患者进行一对一的康复训练。

中期康复评定会，通常在康复治疗后每隔 2 周或者 4 周由康复医生主持召开，总结前段时间康复治疗后神经功能的变化、障碍改善程度、日常生活能力水平、康复治疗计划执行情况以及近期目标完成的情况等。分析目前存在的功能障碍及其他相关问题的原因，必要时修正短期目标和长期目标，继续进行康复治疗。

末期康复评定会,通常在康复治疗即将结束、患者准备出院时进行。主要是对整个康复治疗过程进行总结,明确康复目标的完成情况及仍然存在的障碍,给出详细的出院康复指导意见和建议,并与患者及家属沟通,在出院前 1～2 周进行出院功能训练指导。如条件许可,可进行试出院制度,康复评定患者在家庭中遇到的困难和影响患者日常生活活动的不利因素,针对具体情况强化训练或进行必要的家庭环境改造。

二、亚急性期康复治疗

亚急性期康复一般是指卒中发病后 1 个月至半年内实施的康复,此期是脑血管病康复的快速恢复期,应抓住这个时机。亚急性期康复由神经康复中心或综合医院康复科提供、在医生监督下的强度大、跨学科的康复,康复治疗形式有门诊康复治疗和住院康复治疗两种。其中门诊康复治疗需要患者在康复医院门诊进行,所有门诊 OT、PT 和 ST 方案必须由具备制订康复治疗方案的医生制订,由合格的医疗保健专业人员执行,治疗计划需要每 30 天进行一次重新审核。建议在一段合理的时间内有明显功能改善、可回归社会的患者(而不是转移到长期护理机构)住院康复。每天需要由接受过培训或有康复经验的医师查房,了解患者的变化,同时需要康复护理专业认证的护士在场。此期重点进行以下几项康复训练:

(一)运动障碍康复

运动功能障碍是卒中最具破坏性的后遗症之一,因此上肢功能和步态的恢复往往是卒中康复的主要目标。运动功能障碍康复前需对患者运动功能障碍进行整体康复评定,包括:肌力、关节活动度、肌肉痉挛、布式分期、运动时是否有异常运动(联合反应、协同运动、不自主运动、共济失调)、步态异常(偏瘫步态、共济失调性步态、锥体外系疾病步态)、平衡功能、日常活动能力。康复评定运动功能不能单一地康复评定肌力,因为从神经康复的观点看,肌力作为中枢性运动功能"量"的反映,不能反映出运动功能"质"的变化。中枢性运动功能障碍不是单纯的肌力异常,更重要的是姿势控制、运动协调、肌张力异常等"质"的障碍,肌力康复评定指标不能完全反映运动模式的转变和改善。应用标准有效的量表来康复评定卒中患者的相关功能障碍、认知功能及神经精神情况,制订个体化治疗方案、决定适当护理水平,并给予有针对性的康复指导与治疗。

1. 上肢康复训练 大多数卒中患者可出现上肢瘫痪,但只有小部分患者卒中后上肢麻痹可完全康复,多数遗留上肢活动受限和参与限制。传统的上肢康复训练主要是患侧上肢各关节的主动练习,加强掌指关节活动与拇指的对指练习,以促进手功能顺利康复。其他康复训练方法有:

(1)限制-诱导运动疗法(constraint-Induced movement therapy,CIMT):美国多中心临床研究证实,CIMT 是提高上肢运动功能最有效的康复治疗技术,尤其适用于脑血管病偏瘫上肢运动功能障碍患者。CIMT 将行为学因素应用于康复治疗技术中,通过塑形技术、行为技术和限制技术等行为学因素改变患者以往形成的习得性废用(即使用健侧上肢完成日常生活活动的习惯),将健侧肢体佩戴夹板、吊带和连指袋等装置而限制其补偿作用,强制使用患侧上肢,促进患侧上肢的运动功能恢复。原版 CIMT 是每天 3～6 小时,5d/周,共 2 周;改良版为每天 1 小时,3d/周,共 10 周。改良版的 CIMT 与原版 CIMT 疗效相当。目前尚不清楚 CIMT 是否优于强度相当的传统上肢康复方法。

(2)神经肌肉电刺激(neuromuscular electrical stimulation,NMES):电刺激可以使神

经纤维产生兴奋,兴奋传至所支配的肌肉,从而引起肌肉的收缩。研究证实,NMES 有益于改善上肢活动,特别是手腕和手部肌肉力量,可对失神经肌肉进行功能训练以增加肌肉力量、增加或维持关节活动度、治疗痉挛肌、矫正肩关节半脱位和防止及治疗肌肉的失用性萎缩等。NMES 禁用于严重心力衰竭或心律失常、心脏安放起搏器者和孕妇患者。

（3）镜像疗法:镜像疗法借助患侧肢体运动的视觉刺激来促进运动功能恢复,可作为上肢运动疗法的辅助治疗。该疗法的前提是患者应具备充分的认知能力去理解和应用指示。研究发现,缺少远端随意运动、并发感觉和轻至中度忽略障碍的严重损伤患者,可从镜像治疗中获益。

（4）体操棒训练方法 16 式:该方法可简单且有效的诱发上肢分离运动,提高肢体协调控制能力和平衡力,加强肩关节稳定性和维持上肢的关节活动度。

（5）虚拟现实和视频游戏:虚拟现实和视频游戏可增加参与者的参与度和上肢运动量。这些系统可用于远程监控的远程康复系统。目前,虚拟现实和视频游戏是卒中患者在康复过程中增加运动练习数量的合理替代方法。

（6）运动想象疗法:在脑血管病的康复训练中得到越来越多的重视。该疗法指通过大脑有意识地模拟、训练某一动作而不伴有明显的身体或肢体活动。通过长期的模拟想象运动训练,使非条件反射变为条件反射,改善神经功能和神经支配肌肉的功能,从而改善受损的"运动网络",达到运动想象训练的目的。

（7）机器人治疗:机器人治疗可以提供更大的上肢运动量。有各种类型的上肢机器人,主要包括康复设施中的工作站设备和一些可在家庭环境中使用的可穿戴的外骨骼。2012年,Cochrane 研究发现,上肢机器人治疗可改善有关日常生活活动能力（ADL）和上肢功能,但是不能改善上肢肌力。与强度相当的常规上肢运动疗法相比,机器人治疗是否效果更佳尚不明确。对于上肢瘫痪更严重,尤其是卒中后发病时间较长的患者,上肢功能恢复的潜力大大减少。

（8）上肢任务导向训练:上肢任务导向训练可以促进神经可塑性变化,这些变化是单纯重复训练无法实现的。适用于轻度上肢瘫痪患者,以任务或作业为导向,如够物或抓握不同方向、不同大小的物体,训练须有操作的物体与目标,并且任务需要重复训练和具有一定的难度。任务练习越多,功能恢复越好。该方法可与 CIMT、NMES 等上肢干预措施结合使用。大量研究发现,上肢任务导向训练的关键要素是重复、功能挑战训练和目标导向活动。在任务特定的训练期间,躯干限制有利于减少代偿性躯干运动和促进近端运动控制。

2. 下肢及步态训练　2007 年的一项研究指出,下肢分级力量训练可改善肌力,但不能改善步行能力。与步态有关的活动包括起立、坐下、爬楼梯、转弯、转移（例如,从轮椅到床或从床到椅子）、卒中后使用轮椅、快速行走以及在指定距离内行走。卒中后提高步态的关键是特定活动和功能性任务实践,运动训练从易到难,需要具有足够强度、频率和持续时间。系统研究显示,密集、重复的步态、步态相关活动和 ADL 训练可提高步态预后。Langhammer 和 Stanghelle 最近对传统 PT 疗效进行系统康复评定,认为基于神经发育方法的传统 PT 疗法可改善运动功能,但与其他非传统的提高步行能力的方法相比,疗效相同或略次于以下其他康复方法。非传统的下肢及步态训练方法有:

（1）电刺激:包括 NMES 和经皮电神经刺激（transcutaneous electrical nerve stimulation,

TENS)。其中 NMES 已被用于在坐位或步态周期的摆动期刺激踝关节背屈。荟萃分析表明，NMES 可有效改善卒中患者步速。几项 RCT 表明，同时使用 NMES 与传统的康复训练，步态恢复情况更佳，疗效可延长至随访 6 个月。而一项荟萃分析显示，根据现有的数据无法明确 TENS 改善步态和步态相关活动的有效性。

（2）肌电图生物反馈：是一种使用视觉或音频信号为患者肌肉活动提供反馈。研究发现，肌电生物反馈加传统康复改善运动能力、功能恢复和步态质量优于单用传统康复。但因为试验样本量少、设计不佳和测量方法不同，这一结果需谨慎解读。

（3）韵律听觉刺激：是地面步行与节奏性听觉提示同步进行的一种治疗方法，可改善卒中患者的速度和步长。在听觉提示下有节奏的步行可短期改善卒中患者步态。在临床实践之前需要进一步的高质量研究。

（4）虚拟现实：是利用计算机技术使患者以自然的方式在计算机生成的视觉环境中从事特定的任务实践。患者更感兴趣的环境可增强运动动力。2011 年，Cochrane 卒中小组认为虚拟现实和互动视频游戏对步速影响的证据不足。然而，最近的系统康复评定表明虚拟现实促进了步态参数的变化。

（5）机械辅助训练：卒中后前 3 个月以及无法行走的患者最有可能获益。它们优于传统步态训练主要在于减少了对强化治疗师支持的需求。目前没有足够的数据比较机械辅助训练与传统的步态训练的疗效。早期可行走的卒中患者机械辅助训练（例如，跑步机、机电步态训练仪、机器人设备等）可促进卒中后的步态恢复。最近针对卒中后 3 个月无法行走的患者的系统康复评定报道称，给予卒中后早期重度运动障碍患者机械辅助训练，其步态恢复优于地面训练和结合安全带的机械设备训练。2013 年更新的 Cochrane 系统康复评定认为，同时接受 PT 和机械辅助步态训练的卒中患者的独立行走能力优于单一 PT 训练，但不增加步速。霍恩比的一项研究表明，治疗师辅助运动训练后步速和患侧单支支持时间的改善优于机器人辅助运动训练。系统康复评定发现，接受机器人步态训练的卒中幸存者的平衡有所改善。总的来说，虽然机械辅助训练是常规疗法的辅助手段，但它是一种很有前途的步态训练，需要进一步的研究明确最佳设备类型和训练方案等。

（6）其他：右旋安非他明、哌醋甲酯、左旋多巴和 SSRIs 等几种药物可能对卒中运动恢复有效。抗阻训练、针灸辅助卒中康复、AFO 和水疗等可能有益于增加肌力、步速，提高步行能力和生活质量。

（二）感觉障碍康复

卒中可能导致各种不同类型的感觉障碍，如听觉、视觉和本体感觉等。目前感觉障碍的康复评定主要依赖于床旁检查，但已有更加精确的特定的感觉障碍康复评定方法，例如视野检查或听力测定，更精确的感觉缺陷测量方法和新设备正在研究。感觉障碍程度不仅直接与受累感觉功能相关，而且影响运动控制等多模式处理的复杂行为，直接导致卒中后运动受限和参与受限。因此感觉障碍康复训练不仅可以恢复患者的感觉功能，还可改善其运动能力和日常生活活动能力。

1. 视觉障碍　卒中后视觉损害影响约 30% 的卒中幸存者，最常见的是偏盲。其他形式的视觉障碍有异常眼球运动、视力下降、复视、色觉受损、阅读困难和高阶视觉处理缺陷。卒中后 3 个月视野有 7%～85% 的自主恢复。视野缺损患者通常无法充分响应对侧视觉刺激，导致阅读、扫视和避障困难。传统的偏盲训练方法有：双侧活动训练，将物件放在两侧,让患者转头,将有效部分的视野作水平扫视以弥补其不足;可通过光进行视觉刺激,对患者不同视野给予信号刺激;采用拼版拼排左右结构的图案;可配合平衡检测训练系统进行训练,有利于重心保持、躯干平衡恢复,对于偏盲、单侧忽略的患者,可强化患侧到健侧的视觉刺激。目前常用的视觉障碍康复训练方法分为单感官刺激和多感官刺激,可提高日常生活活动能力。单感官刺激除采用光外,Cecere 等人报道了一例给予中心视力完全丧失和视觉失认的患者添加一致性声音,改善了患侧视觉辨别力和视觉检测能力。多感官刺激多采用试听训练。Passamonti 等人证实,视听训练改善了视觉检测和探索、动眼扫描和日常生活活动,且在 3 个月的随访和 1 年的随访中保持稳定。

最近的研究表明,偏盲患者视觉空间定位扭曲,这使任何空间多感官康复方法复杂化。因此,偏盲患者的未来研究必须包括在基线水平测量空间定位扭曲,以便定量研究多感觉刺激对视觉障碍的疗效。需进一步扩大基础和临床研究之间的合作,确保在基础研究证明这些技术有效后在临床人群中进行研究。

2. 听觉定位缺陷 多达 21% 的后循环缺血患者存在急性听力损失,大多数患者卒中后 1 年部分或完全恢复,基本无需康复治疗。仅有一项多感觉刺激对卒中后特定听觉缺陷影响的研究。Bolognini 等研究了在整个听觉领域中,时间上一致的视觉刺激是否改善了听觉空间定位选择性缺陷患者的听觉刺激定位。但只有当视觉刺激在空间上一致时听觉定位得到改善。

3. 体感障碍 45%~80% 的患者中存在体感缺陷,包括浅感觉、深感觉和复合感觉。体感功能障碍对探索环境、手的自发使用、精确的抓握和物体操作方面有负面影响。此外,它可导致康复预后不佳,如人身安全、功能结果和生活质量。卒中后数月患者出现一定程度的体感功能恢复,使其完全恢复还需进行康复训练。传统的感觉障碍训练方法如下:①浅感觉训练主要通过 PT 对皮肤施加刺激为主,可用棉签轻触皮肤、冷热水交替擦敷、对患肢进行轻拍、叩打、快速刷拂等方法训练。加强不同质地的物体对患肢的刺激,结合健手感知患手再辨认加强浅感觉的传入冲动。②深感觉训练可通过良肢位训练(患侧卧位)、平衡训练、视觉生物反馈训练(镜前训练使关节位置感觉通过视觉代偿)、放置训练(将患肢被动屈伸,保持在一定的空间位置,让患者细心感觉肢体所处位置,反复训练直到患者可自己完成这一动作)。③复合感觉训练可待患者手指触觉有所恢复时进行此项训练。患者闭眼触摸辨认常见物品,或让患者看图片,然后在暗箱里找出相似物体。

目前倾向于采用多感觉刺激改善患者的体感障碍。2 项研究证实,少于 2 周的多感官训练效果可以持续长达 1 年。长期受益的可能机制尚未确定:一方面多感觉刺激可加强大脑中的残留感觉通路,从而恢复感官表现和功能;另一方面由于被动补偿(例如,多感知刺激超过阈值),从而使感觉性能和功能正常化。

未来的感觉障碍康复研究应将任务和测量结果标准化,有助于确定康复效果的临床相关程度和进行研究之间的横向比较,重点鉴别多感官刺激的最佳时机、最佳频率、持续时间和强度,以及哪些患者、哪些大脑区域完整可受益于多感觉刺激,感觉功能恢复对运动认知等其他障碍的影响、多感觉刺激有效性的持续时间等。

（三）认知康复训练

1/3 ~ 1/2 的首次卒中的成年人存在认知障碍，一些报告认为比例更高。卒中后常出现注意力、处理速度、执行功能、口头和视觉记忆、言语和洞察力等多个认知领域的损伤。失用症和偏侧空间忽略是认知障碍里比较特殊的两种表现。失用症主要涉及具体活动使用工具和多步骤任务。常见的表现有分配错误、省略了一些步骤、触摸或短暂拿起物体之后无目标性操作、在开始行动前或行动失败后犹豫不决。失用症的主要后果之一是错用常见的日常用品，例如用叉子吃肥皂，用封闭的剪刀剪纸，刷牙时咬牙刷，将刀子压入面包而不移动它。偏侧空间忽略是指患者无法意识到或不留意病灶对侧空间内的事物，不对该空间的事物作出定向、反应和加工。此种障碍不能用初级的感觉、运动或情感、智力的缺陷来解释。

认知康复旨在恢复或重建认知功能，获得代偿认知功能受损的方法和使用提高独立性的技术或设备。认知康复原则：①个体化，长期化，尽可能地使患者能够恢复一些生活能力（如自我照料、家庭和经济管理、休闲、驾车以及重归工作岗位等）；②以轻度记忆障碍患者的记忆培训方法为标准训练方法，包括内化策略（例如，视觉图像）和外部记忆补偿（例如，笔记本）；③建议将外部补偿（包括辅助技术）直接应用于严重记忆缺陷患者的功能活动。

传统的认知康复训练包括知觉障碍、注意障碍、记忆障碍和执行能力障碍的康复，促进了认知障碍患者的独立性，显著减少卒中的相关医疗费用。然而，卒中患者使用目前以医院为基础的康复方法改善缓慢，当前技术不足导致许多患者终生存在残疾和遭受社会排斥，因此需要认知康复的新观念和新技术。

1. 身体活动和运动　身体活动和运动可提高卒中后认知功能。荟萃分析表明，身体活动对认知能力下降有保护作用，可提高无认知障碍的老年患者的认知功能。运动可增加脑血容量，增加脑源性神经营养等生长因子的表达，改善抑郁症状，从而改善卒中后认知障碍。Cumming 等人在 2011 年将 12 个随机对照试验和对照研究的临床试验纳入系统康复评定发现，体力活动或运动干预可影响卒中后认知功能，尤其可改善记忆力。多数研究都将认知或记忆测量作为次要结果，因此基线无认知障碍的患者偏多。运动方案的剂量和内容高度多样化，因此无法给予关于最佳强度或时间的建议。

2. 丰富的环境　丰富的环境增加了患者认知活动的参与度，减少了不活动和独处的时间，可改善神经行为功能和提高卒中后再学习的能力。Särkämö 等进行了一项单盲 RCT，检验每天听音乐是否有利于卒中后认知功能的恢复。每天听 95 分钟的自选音乐，共 2 个月，可改善卒中后言语记忆、注意力集中和抑郁症状。一项样本量非常小的 RCT 研究，每周 3 次，每次 30 分钟虚拟现实游戏，共 4 周，可提高卒中后早期视觉注意力和短期视觉空间记忆力。

3. 补偿策略　2011 年的卒中认知康复系统康复评定得出补偿策略可改善记忆，显著减少卒中幸存者的日常记忆和计划障碍。但是，使用外部记忆辅助本身就是一种记忆任务，所以最需要完善这项功能的患者使用起来问题也最大。这个问题的一个解决方案是开发智能技术，在适当的日期和时间向患者发送定制的提醒，或监测健康状况。但卒中后认知障碍患者多为老年人，因此此项技术仍然需要克服重大障碍才能被老年人采用，包括隐私、功能、日常使用的适用性、需要和有用性、成本、可及性、恐惧依赖、缺乏培训等。

4. 经颅直流电刺激(transcranial direct current stimulation, tDCS)　tDCS 可改善卒中患者的注意力。研究发现,左背外侧前额叶皮层的阳极 tDCS 与复杂注意力(工作记忆)表现增强有关,但该研究未提及注意力提高是否改善了记忆学习和储存。

5. 药物　认知障碍的药物可提高卒中后认知缺陷。一个小的随机对照临床试验研究多奈哌齐对卒中后认知障碍的影响,10 名右半球卒中幸存者随机接受 5mg 多奈哌齐或安慰剂治疗,1 个月后 MMSE 评分显著提高,功能性磁共振成像显示双侧前额叶区域、下额叶和左下顶叶激活增加。一项 50 名受试者随机分组接受卡巴拉汀或安慰剂的研究发现,接受卡巴拉汀的受试者在言语流畅性测量中 1 分钟内尽可能多地说出动物名字的子任务显著改善,但 Color Trails Ⅱ 测试没有显著改善。

(四)言语康复训练

失语症有不同的治疗方法,研究显示均有效,但不同方法的有效性比较未得出结论。传统的失语症治疗方法主要是针对患者的听、说、读、写等某一言语技能或行为,利用组织好的作业进行训练。言语和语言治疗师需要根据患者的独特优势、缺陷、目标、优先事项和环境进行调整,以解决卒中后患者的言语障碍,尤其需要重视治疗的个体化设计和整体治疗。现代失语症治疗已经将研究重点放在缩短治疗周期、增加治疗负荷以及与日常交流相联系的治疗方面,但怎么确定治疗负荷量仍是今后一段时间研究的主要内容。一项随机对照试验表明,卒中恢复早期每天的失语症治疗可改善中度至重度失语症患者的沟通预后。最佳治疗开始时间和持续时间的证据不足。一些系统康复评定表明,强化治疗有效,但最佳数量、强度、分布或持续时间未达成共识。一项针对亚急性失语症的 RCT 研究显示,持续时间短(3 周)的强化治疗有效,而另一项RCT 表明,持续时间较长(12 周)的强化治疗可行性低。因此,应提供可耐受和可行的强化治疗。

亚急性期非传统治疗包括:音乐治疗、旋律语调治疗、强制 - 诱导治疗、集体治疗、脑刺激技术、计算机辅助治疗等。音乐治疗可提高传统失语症训练效果不佳者的语言技巧和交流能力。旋律语调治疗是用一些富有韵律的句子做吟诵训练,学会使用夸张的韵律、重音、旋律来表达正常的语言。强制 - 诱导治疗指对患者进行强制性的口语表达交流而抑制其通过特别的语音语调和手势进行交流。失语症患者集体治疗贯穿整个康复治疗过程。总体而言,集体参与可以改善特定的语言过程,一对一治疗和团体治疗之间的结果没有显著差异。脑刺激技术,包括硬膜外皮质刺激、重复经颅磁刺激和 tDCS,已被用于调节卒中后语言恢复期的皮质兴奋性。小型研究发现,脑刺激技术结合行为言语治疗对失语症有效。两项随机对照试验研究急性和亚急性失语症重复性经颅磁刺激,发现结果不一致。脑刺激结合语言治疗可能有益于适应证患者,但在临床常规使用前需要进一步研究刺激部位和刺激参数。三项计算机治疗的随机对照试验证实,基于计算机的治疗可行且有效,可用于补充语言治疗师提供的康复治疗,使患者部分脱离治疗师,在家中进行自我治疗或训练,具有很好的应用前景。

失语症药物治疗的随机对照试验研究表明,多奈哌齐、美金刚和加兰他敏等药物有望改善言语功能。溴隐亭和吡拉西坦无效。在建议常规使用药物改善言语功能前需要更广泛的研究,包括剂量和给药时间。

（五）吞咽康复治疗

卒中后 3 天内吞咽困难的发病率为 42%~67%，约 50% 存在误吸，1/3 的患者发展为肺炎。吞咽困难或误吸可导致肺炎、营养不良、脱水、体重减轻和整体生活质量下降。临床表现不明显的误吸称为"隐匿性误吸"。早期筛查可以降低肺炎等不良健康事件。一些系统康复评定和 2012 年吞咽困难专家达成的共识一致认为应进行早期吞咽困难筛查，但并未推荐有效的筛查工具，也未将吞咽困难筛查标准化。尽管如此，它仍然是临床护理的重要组成部分。一项 RCTs 表明，只有少部分卒中患者（8%）基线时存在营养不良营养，常规口服营养补充剂与卒中后 6 个月功能改善无显著相关性，而且易使无营养不良患者出现高血糖症。因此建议仅对存在营养不良的患者或有营养不良风险的患者补充营养。

一旦确定了吞咽困难或误吸风险，床旁康复评定可以针对吞咽机制以及如何继续管理患者提供有价值的诊断信息。然而，因为存在临床表现不显著的误吸，故单独床边康复评定不能预测是否存在误吸。一项大型队列研究显示，纤维内镜康复评定吞咽障碍的感觉和运动方面相对安全。VE 或 VF 等仪器康复评定均可用于康复评定吞咽机制，使临床医生可视化吞咽生理，确定是否存在误吸、误吸量以及吞咽困难的生理或结构原因。这些信息对于制订一个包括吞咽疗法和饮食建议的适当有效的治疗计划十分必要。

管理和治疗吞咽困难时应考虑多种行为干预措施。队列研究表明，口腔卫生方案可能有助于减少卒中后吸入性肺炎。早期鼻饲（在 7 天内开始）可增加不能安全经口进食的吞咽困难患者的生存期。卒中后第 2~3 周鼻饲是合理的，除非有充分的理由选择经皮内镜下胃造瘘术（例如，不能通过鼻胃管）。其他康复方法包括吞咽运动、垂直位置进食等改变环境的方法、安全吞咽建议和适当的饮食调整。可试用针灸、NMES、咽部电刺激、物理刺激、经颅底直流电刺激（tDCS）和经颅磁刺激等其他疗法。

（六）ADL 训练

脑血管病患者功能障碍导致生活自理能力下降，将严重影响患者的生活质量。因此提高患者生活活动自理能力，使患者获得较好的生活质量成为康复的主要目标。根据 ADL 评分情况进行 ADL 训练，包括进食训练、翻身训练、穿脱衣训练、个人卫生及洗澡训练、转移训练、行走训练和上下楼梯训练。

促进日常活动独立有两种康复方法：直接技能培训和引导式训练。直接技能培训的康复师需确定日常活动障碍及其优先顺序（例如，活动性，自我照顾），确定执行这些活动的障碍，制订方案解决这些障碍，并指导患者实施这些策略。直接技能培训的结果不一致。直接技能训练可改善特定任务，即仅改善训练中的任务，不能推广到日常活动中的其他任务。因此，接受直接技能培训的患者可能会获得治疗中涉及的特定技能，但可能无法在没有任何帮助下将这些技能扩展，从而阻碍了恢复独立性。其他研究表明，在活动之前提供明确的指示（直接技能培训的一部分），实际上可能会妨碍学习能力。

引导式训练使患者最大程度地参与他们的治疗方向和重点。因此，患者应学会识别并确定有问题的日常活动的优先顺序，识别活动的障碍，生成解决这些障碍的个性化策略，并重复练习这一应用过程。这种方式旨在使患者具备扩展识别和解决问题的技能，以及解决新的但类似的问题。重要的是，干预计划停止后患者具有扩展相关但截然不同的有障碍的活动的潜力，从而在完成康复后促进长期独立性持续恢复。事实上，卒中后前 6 个月引导式训练更有利于日常活动中的独立性恢复。引导式训练对卒中后认知障碍患者较直接技能培训更有优势，这一显著性随着时间的推移而增加。

直接技能培训可能更有利于有严重记忆损伤的患者，引导式训练似乎比直接技能培训在康复入院后的前 12 个月内更能促进恢复独立。

（七）心理康复训练

脑血管病患者心理障碍分为五个阶段：震惊阶段、否定阶段、抑郁阶段、对抗独立阶段和适应阶段。对于脑血管病患者来说，尽早进入适应阶段，积极配合康复训练非常重要。首先要激发患者积极向上的情绪，如想走路、工作就需要进行康复治疗；其次让患者了解脑血管病的发病原因，通过积极预防脑血管病的危险因素可避免卒中再发，本次偏瘫通过康复治疗可明显改善、甚至完全治愈。配合抗焦虑抑郁药物。通过康复治疗，患者能独立步行、生活自理等康复效果好转，是心理治疗的最佳手段。每个康复治疗相关人员都应该是一个好的心理医生，让患者每时每刻都受到积极向上情绪的影响，即积极情绪状态，减少消极情绪状态。

（张　通　李冰洁　赵圣杰）

第五节　脑血管病慢性期康复

（一）慢性期康复组织管理

脑血管病慢性期一般指发病半年后，卒中慢性期康复训练仍然有效。神经损伤严重、经过正规的康复治疗仍然不能独立生活的患者，推荐回到家庭和社区继续接受社区康复治疗。我国"十五"课题"急性脑血管病三级康复治疗的前瞻性多中心随机对照研究"表明，社区康复或家庭康复可显著改善运动功能、ADL 能力、生活质量。社区康复是脑血管病三级康复网络的重要一环，也是目前我国康复建设的薄弱点，加强社区康复建设，是现阶段我国社区卫生工作的重点。对于卒中幸存者来说，患者需要在不同的时间段在不同的康复机构进行康复训练，这对临床和康复、卒中幸存者和护理人员在保持康复、护理的连续性和避免康复计划失误方面提出了挑战。此外，卒中幸存者需要从医学治疗模式转变为更多基于社区的模式，包括重返工作岗位、休闲活动和健身运动。转至护理和社区康复部分解决了出院后向社区过渡的问题。大多数卒中慢性期患者在神经系统疾病以外会出现不同程度的合并症和并发症，包括深静脉血栓形成、坠积性肺炎、情绪障碍等，应注意及时康复评定及治疗。

（二）慢性期康复治疗

1. 运动感觉功能障碍康复　社区康复主要是继续前一阶段的训练，进一步巩固、维持、提高现有功能，将训练成果应用到家庭环境中去。最近一项荟萃分析表明，针对卒中后 6 个月的社区居民的下肢抗阻训练可改善步态速度和步行总距离。

另外，旨在避免久坐行为加重运动障碍和促进心血管健康的身体活动应该是慢性期康复的重要方面。这对于从亚急性期康复训练到以家庭和社区为基础的康复训练的过渡非常重要。在卒中早期即灌输长期致力于积极生活方式的康复策略。坚持定期的身体活动受到身体状况(如卒中严重程度、既往/合并症、疲劳、抑郁、认知)、社会/文化因素(如家庭支持、社会政策、专业人士对运动的态度、社会规范和耻辱感)和环境因素(例如运动成本、交通、健身设施和设备)等因素的影响。需系统地解决这些因素,以实现卒中幸存者长期运动。卒中后无法锻炼的患者需要替代解决方案保持积极的生活方式。建议发展医疗保健专业人员和健身中心或社区锻炼计划之间的合作,根据参与者的功能限制、与健康有关的长期目标以及社会和环境因素,定期康复评定参与者的健康水平、活动强度和依从性,必要时做出调整。

2. 认知言语吞咽康复训练　除了继续前一阶段的认知训练外,改善认知功能的药物对慢性期卒中患者认知功能改善可能有效。对卒中后至少6个月的47名受试者随机接受氟西汀、去甲替林或安慰剂的研究,虽然没有发现明显的改善,但安慰剂组治疗后21个月的执行功能恶化,而接受氟西汀或去甲替林的人群显著改善,与抑郁症状无关。

一项卒中后6个月以上失语症患者的系统康复评定显示,失语症治疗在慢性期仍然有效。以社区为基础的失语症康复计划,康复的重点在于使患者提高与社会性的功能交流相关的语言功能,而不是提高与住院康复评定内容相关的各种康复评定计分,把患者在社区交流中感兴趣的语句及相关的语义学范畴作为附加的治疗内容,加入鼓励患者进行自我激发言语活动的家庭作业内容。也包括各种交互式训练内容。Lefkos等人进行的一项多地区研究发现,每天保持2小时的自我训练时间,持续1个月以上,患者在听理解和表达能力方面有明显的提高。系统康复评定显示,交流对象培训可有效改善沟通或交流伙伴的参与,慢性期也可有效改善沟通。

经皮内镜下胃造口术治疗失败率低和经胃造瘘口输入食物量较大,所以卒中患者慢性期建议使用经皮内镜下胃造瘘术,并定期康复评定营养状态,避免出现营养不良。

3. ADL训练　研究表明,35%~40%的卒中幸存者在发病后6个月ADL有局限性。慢性期ADL训练重点在于给予具体日常方面的指导,利用现有的功能,训练患者独立进行体位转移、穿脱衣物、洗漱、打扫、备餐、烹饪及电器的使用;通过康复护理预防并发症;利用社区资源进行适当的训练和娱乐活动,帮助其正确运用辅助器具。考虑到为卒中分配的健康预算、提高当前康复技术的疗效和卒中患者的个人生活,未来家庭智能康复系统的实施将对日常生活产生积极影响。未来家庭智能康复系统可基于患者在家庭的表现、任务可及性、支持执行复杂的日常生活任务和自动错误检测4方面进行开发,目前没有可以同时满足4个特征的系统。

4. 职业训练与指导　我国20%~25%的卒中患者为尚未退休的工作人群。政策和临床指南均建议卒中幸存者进行职业康复训练(VR),以便重返工作岗位(RTW),重新获得财务独立。由于样本特征、不同地区不同的保健和制度系统、工作种类和随访时间不同,这一人群在卒中后回归工作岗位的百分比差异很大,从20%~66%不等。最常见的与回归工作岗位相关的因素有年轻、损伤较轻、ADL独立、良好的沟通能力、良好的高层次认知技能和处理速度,以及白领职业。一些重返工作岗位的人已经能够完全适应以前的工作,有些人需要修改或替代工作;其他人只能兼职。针对职业训练的康复治疗方法可增加个人回归工作的可能性。但是目前没有对照试验检查针对职业目标或职业康复计划的治疗效果。目前关于卒中后重返工作方面的研究很少。虽然证据有限,但许多临床医生建议,对于考虑重返工作岗位的个人应进行认知、感知、身体、运动能力和手功能的康复评定,以确定是否具备恢复工作所需的条件。针对特定工作情况的能力,康复评定应根据个人的需求量身定制,包括执行能力、高级口头和书面沟通等认知功能、情绪管理以及是否易疲劳。即使是没有明显残疾的患者也推荐通过详细的工作康复评定，明确返回工作岗位前是否需要进行职业康复。职业康复（VR）干预的及时性和方案很复杂，需要根据卒中幸存者在整个康复过程中不断变化的需求来制订。

（张　通　李冰洁　赵圣杰）

参 考 文 献

[1] He Y, Lam TH, Jiang B, et al.Passive smoking and risk of peripheral arterial disease and ischemic stroke in Chinese women who never smoked.Circulation, 2008, 118(15): 1535-1540.

[2] Ogawa H, Nakayama M, Morimoto T, et al.Low-dose aspirin for primary prevention of atherosclerotic events in patients with type 2 diabetes: a randomized controlled trial.JAMA, 2008, 300(18): 2134-2141.

[3] You RX, Thrift AG, McNeil JJ, et al.Ischemic stroke risk and passive exposure to spouses' cigarette smoking: Melbourne Stroke Risk Factor Study(MERFS)Group.Am J Public Health, 1999, 89(4): 572-575.

[4] Zhang X, Shu XO, Yang G, et al.Association of passive smoking by husbands with prevalence of stroke among Chinese women nonsmokers.Am J Epidemiol, 2005, 161(3): 213-218.

[5] Duckworth W, Abraira C, Moritz T, et al.Glucose control and vascular complications in veterans with type 2 diabetes.N Engl J Med, 2009, 360(2): 129-139.

[6] Manolio TA, Kronmal RA, Burke GL, et al.Short-term predictors of incident stroke in older adults: the Cardiovascular Health Study.Stroke, 1996, 27(9): 1479-1486.

[7] Simpson SH, Gamble JM, Mereu L, et al.Effect of aspirin dose on mortality and cardiovascular events in people with diabetes: a meta-analysis.J Gen Intern Med, 2011, 26(11): 1336-1344.

[8] Bhat VM, Cole JW, Sorkin JD, et al.Dose-response relationship between cigarette smoking and risk of ischemic stroke in young women.Stroke, 2008, 39(9): 2439-2443.

[9] Whincup PH, Gilg JA, Emberson JR, et al.Passive smoking and risk of coronary heart disease and stroke: prospective study with cotinine measurement.BMJ, 2004, 329(7459): 200-205.

[10] Rodriguez BL, D' Agostino R, Abbott RD, et al.Risk of hospitalized stroke in men enrolled in the Honolulu Heart Program and the Framingham Study: A comparison of incidence and risk factor effects.Stroke, 2002, 33 (1): 230-236.

[11] Thun MJ, Apicella LF, Henley SJ.Smoking vs other risk factors as the cause of smoking-attributable deaths: confounding in the courtroom.JAMA, 2000, 284(6): 706-712.

[12] Centers for Disease Control and Prevention(CDC). Smoking-attributable mortality, years of potential life lost, and productivity losses-United States, 2000-2004. MMWR Morb Mortal Wkly Rep, 2008, 57(45): 1226-1228.

[13] Nakamura K, Barzi F, Lam TH, et al.Cigarette smoking, systolic blood pressure, and cardiovascular diseases in the Asia-Pacific region.Stroke, 2008, 39(6): 1694-1702.

[14] Ischaemic stroke and combined oral contraceptives: results of an international, multicentre, case-control study: WHO Collaborative Study of Cardiovascular Disease and Steroid Hormone Contraception.Lancet, 1996, 348(9026): 498-505.

[15] Haemorrhagic stroke, overall stroke risk, and combined oral contraceptives: results of an international,

multicentre, case-control study: WHO Collaborative Study of Cardiovascular Disease and Steroid Hormone Contraception.Lancet, 1996, 348(9026): 505-510.

[16] Barnoya J, Glantz SA.Cardiovascular effects of secondhand smoke: nearly as large as smoking.Circulation, 2005, 111(20): 2684-2698.

[17] Bonita R, Duncan J, Truelsen T, et al.Passive smoking as well as active smoking increases the risk of acute stroke.Tob Control, 1999, 8(2): 156-160.

[18] Iribarren C, Darbinian J, Klatsky AL, et al.Cohort study of exposure to environmental tobacco smoke and risk of first ischemic stroke and transient ischemic attack.Neuroepidemiology, 2004, 23(1-2): 38-44.

[19] Qureshi AI, Suri MF, Kirmani JF, et al.Cigarette smoking among spouses: another risk factor for stroke in women.Stroke, 2005, 36(9): e74-e76.

第二章　脑血管病运动功能障碍

针对脑血管病躯干、上下肢运动、平衡功能障碍的患者,应该由专业的康复治疗人员给予个体化运动功能障碍的诊断、康复评定及康复治疗方案,治疗目标为患者能独立或在协助下维持功能。

第一节　运动功能障碍康复评定

对脑血管病患者进行运动功能障碍的康复评定至关重要,依据康复评定结果,选择恰当的治疗方法,从而为脑血管病患者提供精准的康复治疗方案。

一、上肢、下肢肌力康复评定

肌力检查是测定受试者在主动运动时肌肉或肌群的收缩力量,用以康复评定肌肉的功能状态,是运动系统功能检查的基本内容。脑血管病患者存在肌张力异常时,康复评定肌力缺乏准确性;当患者肌张力正常时,评测肌力,结合肌力评测结果给予恰当的肌力训练方案。徒手肌力检查及肌力分级,因检查简便、易行,临床最为常用。随着科技的发展,为满足康复治疗以患者为中心,定量、客观地测量患者活动能力的要求,一些测量设备开始逐渐的应用于患者的运动功能康复评定中,这些设备包括腕戴加速计、踝戴加速计、步行监视器和更经济的选择如计步器。

徒手肌力检查是一种半定量的肌力检查方法,无需特殊的器具,操作简单,使用最为广泛,但徒手肌力检查有其局限性,它分级比较粗略,不同的肌力级别之间没有严格的界限来划分,对肌力的变化缺乏敏感性,在实际操作中也会不同程度受检查者主观判断的影响。详见表2-1-1。

当肌力超过3级时,常用测量肌力的器械做更准确的定量康复评定。包括用于四肢及躯干的大型测力设备和用于手的小型测力装置,如电子应变测力仪、轻便椅式测力仪、握力计、捏力计、电子握力计、电子测力计、电子肌力计、Hammersmith 测力计及等速测力设备等,一般应用器械的检测主要是针对肌群肌力的检测,而不能对单块肌肉的肌力进行检测,要求所测肌群的肌力在3级以上。

表 2-1-1　徒手肌力检查 MMT 分析标准

测试结果	Lovett 分级	MR 分级[*]	占正常肌力 /%[**]
能抗重力及正常阻力至测试姿位或	正常(Normal, N)	5	100
维持此姿位	正常(Normal, N)	5-	95
同上,但仅能抗中等阻力	良 +(Good+, G+)	4+	90
	良(Good, G)	4	80

续表

测试结果	Lovett 分级	MR 分级 [*]	占正常肌力 /% [**]
同上,但仅能抗小阻力	良 –（Good–,G–）	4–	70
	好 +（Fair+,F+）	3+	60
能抗肢体重力至测试姿位或维持此姿位	好（Fair,F）	3	50
抗肢体重力运动至接近测试姿位,消除重力时运动至测试姿位	好 –（Fair–,F–）	3–	40
在消除重力姿位作中等幅度运动	差 +（Poor+,P+）	2+	30
在消除重力姿位作小幅度运动	差（Poor,P）	2	20
无关节活动可打到肌肉收缩	差 –（Poor–,P–）	2–	10
	微（Tince,T）	1	5
无可测知的肌收缩	零（Zero,0）	0	0

[*]Medical Reseach Council 分级；[**]Kendall 百分比。

二、运动模式康复评定

　　脑血管病所致的运动控制障碍属于上运动神经元损害所致的中枢性瘫痪,所涉及的不是一块或几块肌肉,而常常是一组肌群或整个肢体的运动控制障碍。早期表现为肌张力降低、腱反射减弱或消失、病理反射阴性,此时又称为软瘫期;进入恢复期后表现为肌张力增高、腱反射亢进、病理反射阳性,此时又称为痉挛期。早期患者不会出现肌肉萎缩,但对于病程比较长的患者,由于存在瘫痪肢体的血液循环障碍和废用,瘫痪肢体可以出现萎缩。脑血管病异常运动模式康复评定常用偏瘫功能分期（Brunnstrom）、Fugl-Meyer 运动功能康复评定。

　　1. 偏瘫功能分期见表 2-1-2。

表 2-1-2　Brunnstrom 运动功能恢复 6 级分期

阶段	特点	上肢	手	下肢
I	无随意运动	无任何运动	无任何运动	无任何运动
II	引出联合反应、共同运动	仅出现协同运动模式	仅有极细微的屈曲	仅有极少的随意运动
III	随意出现的共同运动	可随意发起协同运动	可有勾状抓握,但不能伸指	在坐和站立位上,有髋、膝、踝的协同性屈曲
IV	共同运动模式打破,开始出现分离运动	出现脱离协同运动的活动:肩 0°,肘屈 90° 的条件下,前臂可旋前、旋后;肘伸直的情况下,肩可前屈 90°;手臂可触及腰骶部	能侧捏及松开拇指手指,有半随意的小范围伸展	在坐位上,可屈膝 90° 以上,足可向后滑动。在足跟不离地的情况下踝能背屈

阶段	特点	上肢	手	下肢
V	肌张力逐渐恢复,有分离精细运动	出现相对独立于协同运动的活动:肘伸直时肩可外展90°;肘伸直,肩前屈30°~90°时,前臂可旋前旋后;肘伸直,前臂中立位,上肢可举过头	可作球状和圆柱状抓握,手指同时伸展,但不能单独伸展	健腿站,患腿可先屈膝,后伸髋;伸膝下,踝可背屈
VI	运动接近正常水平	运动协调近于正常,手指指鼻无明显辨距不良,但速度比健侧慢(≤5s)	所有抓握均能完成,但速度和准确性比健侧差	在站立位可使髋外展到抬起该侧骨盆所能达到的范围;坐位下伸直膝可内外旋下肢,合并足内外翻

2. 简化 Fugl-Meyer 运动功能评分法见表 2-1-3、表 2-1-4。

表 2-1-3 简化 Fugl-Meyer 运动功能评分

康复评定项目	0分	1分	2分	得分
I 上肢				
坐位与仰卧位				
1. 有无反射活动				
(1)肱二头肌	不引起反射活动		能引起反射活动	
(2)肱三头肌	同上		能引起反射活动	
2. 屈肌协同运动				
(3)肩上提	完全不能进行	部分完成	无停顿地充分完成	
(4)肩后缩	同上	同上	无停顿地充分完成	
(5)肩外展≥90°	同上	同上	无停顿地充分完成	
(6)肩外旋	同上	同上	无停顿地充分完成	
(7)肘屈曲	同上	同上	无停顿地充分完成	
(8)前臂旋后	同上	同上	无停顿地充分完成	
3. 伸肌协同运动				
(9)肩内收、内旋	完全不能进行	部分完成	无停顿地充分完成	
(10)肘伸展	同上	同上	无停顿地充分完成	
(11)前臂旋前	同上	同上	无停顿地充分完成	

续表

康复评定项目	0分	1分	2分	得分
4. 伴有协同运动的活动				
（12）手触腰椎	没有明显活动	手仅可向后越过髂前上棘	顺利完成	
（13）肩关节屈曲90°，肘关节伸直	开始时手臂立即外展或肘关节屈曲	在接近规定位置时肩关节外展或肘关节屈曲	顺利完成	
（14）肩0°，肘屈90°，前臂旋前、旋后	不能屈肘或前臂不能旋前	肩、肘位正确，基本上能旋前、旋后	顺利完成	
5. 脱离协同运动的活动				
（15）肩关节外展90°，肘伸直，前臂旋前	开始时肘就屈曲，前臂偏离方向，不能旋前	可部分完成此动作或在活动时肘关节屈曲或前臂不能旋前	顺利完成	
（16）肩关节前屈举臂过头，肘伸直，前臂中立位	开始时肘关节屈曲或肩关节发生外展	肩屈曲中途、肘关节屈曲、肩关节外展	顺利完成	
（17）肩屈曲30°～90°，肘伸直，前臂旋前旋后	前臂旋前旋后完全不能进行或肩肘位不正确	肩、肘位置正确，基本上能完成旋前旋后	顺利完成	
6. 反射亢进				
（18）检查肱二头肌、肱三头肌和指屈肌三种反射	至少2～3个反射明显亢进	1个反射明显亢进或至少2个反射活跃	活跃反射≤1个，且无反射亢进	
7. 腕稳定性				
（19）肩0°，肘屈90°时，腕背屈	不能背屈腕关节达15°	可完成腕背屈，但不能抗拒阻力	施加轻微阻力仍可保持腕背屈	
（20）肩0°，肘屈90°，腕屈伸	不能随意屈伸	不能在全关节范围内主动活动腕关节	能平滑地不停顿地进行	
8. 肘伸直，肩前屈30°时				
（21）腕背屈	不能背屈腕关节达15°	可完成腕背屈，但不能抗拒阻力	施加轻微阻力仍可保持腕背屈	
（22）腕屈伸	不能随意屈伸	不能在全关节范围内主动活动腕关节	能平滑地不停顿地进行	
（23）腕环形运动	不能进行	活动费力或不完全	正常完成	
9. 手指				
（24）集团屈曲	不能屈曲	能屈曲但不充分	能完全主动屈曲	
（25）集团伸展	不能伸展	能放松主动屈曲的手指	能完全主动伸展	
（26）钩状抓握	不能保持要求位置	握力微弱	能够抵抗相当大的阻力	

续表

康复评定项目	0分	1分	2分	得分
（27）侧捏	不能进行	能用拇指捏住一张纸，但不能抵抗拉力	可牢牢捏住纸	
（28）对捏（拇示指可夹住一根铅笔）	完全不能	捏力微弱	能抵抗相当的阻力	
（29）圆柱状抓握	不能保持要求位置	握力微弱	能够抵抗相当大的阻力	
（30）球形抓握	不能保持要求位置	握力微弱	能够抵抗相当大的阻力	
10. 协调能力与速度（手指指鼻试验连续5次）				
（31）震颤	明显震颤	轻度震颤	无震颤	
（32）辨距障碍	明显的或不规则的辨距障碍	轻度的或规则的辨距障碍	无辨距障碍	
（33）速度	较健侧长6s	较健侧长2~5s	两侧差别<2s	
Ⅱ 下肢				
仰卧位				
1. 有无反射活动				
（1）跟腱反射	无反射活动		有反射活动	
（2）膝腱反射	同上		同上	
2. 屈肌协同运动				
（3）髋关节屈曲	不能进行	部分进行	充分进行	
（4）膝关节屈曲	同上	同上	同上	
（5）踝关节背屈	同上	同上	同上	
3. 伸肌协同运动				
（6）髋关节伸展	没有运动	微弱运动	几乎与对侧相同	
（7）髋关节内收	同上	同上	同上	
（8）膝关节伸展	同上	同上	同上	
（9）踝关节跖屈	同上	同上	同上	
坐位				
4. 伴有协同运动的活动				
（10）膝关节屈曲	无主动运动	膝关节能从微伸位屈曲，但屈曲<90°	屈曲>90°	
（11）踝关节背屈	不能主动背屈	主动背屈不完全	正常背屈	
站位				

续表

康复评定项目	0分	1分	2分	得分
5. 脱离协同运动的活动				
（12）膝关节屈曲	在髋关节伸展位时不能屈膝	髋关节 0° 时膝关节能屈曲，但<90°，或进行时髋关节屈曲	能自如运动	
（13）踝关节背屈	不能主动活动	能部分背屈	能充分背屈	
仰卧				
6. 反射亢进				
（14）查跟腱、膝和膝屈肌三种反射	2～3个明显亢进	1个反射亢进或至少2个反射活跃	活跃的反射≤1个且无反射亢进	
7. 协调能力和速度（跟 - 膝 - 胫试验，快速连续作 5 次）				
（15）震颤	明显震颤	轻度震颤	无震颤	
（16）辨距障碍	明显不规则的辨距障碍	轻度规则的辨距障碍	无辨距障碍	
（17）速度	比健侧长 6s	比健侧长 2～5s	比健侧长 2s	
总分				

表 2-1-4　Fugl-Meyer 运动功能评分的临床意义

运动评分	分级	临床意义
<50	Ⅰ级	严重运动障碍
50～84	Ⅱ级	明显运动障碍
85～95	Ⅲ级	中度运动障碍
96～100	Ⅳ级	轻度运动障碍

三、肌张力评定

肌张力（muscle tension）是指肌肉静止状态下的紧张度；生理学上指被动拉长或牵拉肌肉时所遇到的阻力；临床上以被动运动机体的某部分时所感到的抗阻力来表示。肌张力可分为正常的肌张力、低张力、高张力。正常肌张力为被动活动肢体时，没有阻力突然增高或降低的感觉。低张力为肌肉张力降低，低于休息状态下的肌张力。肌张力低时触摸肌肉紧张度低而感松弛，缺乏膨胀的肌腹和正常的韧性。被动活动肢体时所遇到的阻力降低。高张力为肌张力增高，高于正常休息状态下的肌张力。肌张力增高主要有痉挛性肌张力增高和强直性肌张力增高两种。脑血管病患者多数肌张力增高时表现为痉挛性肌张力增高，临床常用改良 Ashworth 痉挛康复评定量表康复评定肌肉的痉挛情况（表 2-1-5）。

表 2-1-5 改良 Ashworth 痉挛康复评定量表

分级	康复评定标准
0 级	无肌张力的增加
Ⅰ级	肌张力轻度增加,受累部分被动屈伸时,ROM 末突然出现卡住,然后释放或出现最小的阻力
Ⅰ+级	肌张力轻度增加,被动屈伸时,在 ROM 后 50% 的范围内突然出现卡住,当继续把 ROM 检查到底时,始终有小的阻力
Ⅱ级	肌张力较明显增加,通过 ROM 的大部分时,阻力较明显的增加,但受累部分仍能较容易的移动
Ⅲ级	肌张力严重增高,进行 PROM 检查有困难
Ⅳ级	僵直,受累部分不能屈伸

四、平衡功能评定

平衡(balance)是指在不同的环境和情况下维持身体直立姿势的能力。一个人的平衡功能正常时就能够保持体位;在随意运动中调整姿势;安全有效地对外来干扰做出反应。

平衡就是维持人体重心(body's center of gravity, COG)于支持面上方的能力。平衡是人体保持体位,完成各项日常生活活动,尤其是步行的基本保证。当各种原因导致维持姿势稳定的感觉运动器官受到损伤时,平衡功能就出现障碍。为了改善患者的运动功能,提高日常生活活动能力,平衡功能的康复评定和训练是不可忽视的问题。脑血管病康复治疗中平衡功能康复评定多采用 Berg 平衡康复评定量表、Fugl-Meyer 下肢平衡康复评定量表。

1. Berg 平衡功能评定量表见表 2-1-6。

表 2-1-6 Berg 平衡功能评定量表

康复评定项目	体位	指示语	评分标准
(1)坐位起立	坐位,高度 45cm	请起立尽量不用手帮助	4—能站起,不用手,不用任何帮助 3—起立时用手帮助,不用他人帮助 2—用手帮助且试几次才能站起 1—起立或站稳时需要很小的帮助 0—起立时需要很多帮助
(2)独立站位	站立	请站立 2 分钟,不要扶持任何物体	4—能安全站立 2 分钟 3—能站 2 分钟,但需要监督 2—能独立站立 30 秒 1—需要试几次才能独立站 30 秒 0—不能独立站立 30 秒
(3)独立坐位	无支撑坐位,双足放在地面上	双上肢交叉,保持坐位 2 分钟	4—能安全地保持坐位 2 分钟 3—能坐 2 分钟,需要监督 2—能坐 30 秒 1—能坐 10 秒 0—不能保持独立坐位 10 秒

康复评定项目	体位	指示语	评分标准
（4）站位坐下	站立	请坐下	4—能安全坐下，仅用手稍微帮助 3—坐下过程用手控制身体下降 2—用下肢后面抵住椅子控制身体下降 1—能独立完成坐下动作，但身体下降过程失控 0—坐下动作需要帮助
（5）移动	坐在椅子上	请坐到床上，再坐回到椅子上	4—可安全移动，仅需要手稍微帮助 3—可安全移动，但一定需要手帮助 2—可完成移动，需要语言提示和/或监督 1—需要一个人帮助完成 0—需要2个人帮助完成
（6）闭眼独立站位	站立	闭眼，尽量站稳保持10秒	4—能安全站立10秒 3—在监督下能安全站立10秒 2—能站立3秒 1—不能闭眼站立3秒，但能站稳 0—需要帮助防止摔倒
（7）并足独站立	站立	请双足并拢站稳，不要扶持任何物体	4—能独立将双足并拢，安全站立1分钟 3—能独立将双足并拢，在监督下站立1分钟 2—能独立将双足并拢，但不能保持30秒 1—需要帮助才能达到双足并拢体位，但此体位可维持15秒 0—需要帮助才能达到双足并拢体位，但此体位不能维持15秒
（8）上肢前伸	靠墙站立，一侧上肢屈曲90°，手指伸直	手指尽量前伸（用尺子测试距离）	4—能安全地前伸大于10英尺（约25.4cm） 3—能安全地前伸大于5英尺（约12.7cm） 2—能安全地前伸大于2英尺（5.1cm） 1—能前伸，但需要监督 0—前伸时需要帮助以防摔倒
（9）从地面拾物	站立	请将你脚前的物体捡起	4—容易且安全地将物体拾起 3—能将物体拾起，但需要监督 2—不能将物体拾起，手距物体2~5cm，能独立保持平衡 1—不能将物体拾起，试图做拾物动作时需要监督 0—在尝试做拾物动作时需要帮助以防摔倒

康复评定项目	体位	指示语	评分标准
（10）转体从肩上向后看	站立	请转体从肩上向后看，向左，再向右	4—双侧均可向后看，且重心转移良好 3—仅一侧可向后看，另一侧重心转移不好 2—仅转向侧方，能保持平衡 1—转体时需要监督 0—需要帮助以防摔倒
（11）体360°	站立	请原地转一圈，停一会，再向相反方向转一圈	4—能安全转体360°，每方向转圈时间在4秒以内 3—单方向转圈在4秒以内 2—能转体360°，速度较慢 1—需要监督或语言提示 0—转体时需帮助
（12）踏台阶	站立在台阶前	请将一脚放在台阶上后放回地面，再换另一侧，双足交替中间不能停顿，每侧4次	4—能安全站立并在20秒内完成8次踏台 3—能独立安全地完成8次，但时间超过20秒 2—无帮助下完成4次踏台，需要监督 1—稍微帮助可完成2次以上踏台阶 0—需要帮助以防摔倒或不能尝试此动作
（13）双足前后位站立	站立	为患者演示，将双足置于踵趾位或指导患者前足跟移至后足脚尖之前	4—能独立放至踵趾位，并保持30秒 3—能独立将一足置于另一足之前，保持30秒 2—能迈一小步并保持30秒 1—迈步需要帮助，但能保持前后位站立15秒 0—迈步或站立时失去平衡
（14）单脚站立	站立	请尽可能长的保持单脚站立，不要扶持任何物体	4—能独立抬起一侧下肢，并保持10秒以上 3—能独立抬起一侧下肢，保持5~10秒 2—能独立抬起一侧下肢，保持3秒以上 1—能尝试抬起一侧下肢，不能保持3秒，但能独立保持站立 0—不能尝试此动作

2. Fugl-Meyer下肢平衡功能评定量表见表2-1-7。

表2-1-7　Fugl-Meyer下肢平衡功能评定量表

康复评定项目	评分标准
（1）无支撑坐位	0—没有大的支撑患者无法保持坐位，即患者往后靠在椅子背上，周围放置靠垫，或使用腰带支撑坐位 1—只能在凳子上或床坐一会儿，腿悬空 2—至少在无支撑下坐5分钟，这样就会调整姿势以适应重力的影响

康复评定项目	评分标准
（2）健侧的降落伞反应 （患者坐位闭上或蒙上 眼睛，在健侧给予有力 的一推）	0—没有外展肩关节或伸直肘关节来避免跌倒 1—受损的降落伞反应 2—正常的降落伞反应
（3）患侧的降落伞反应 （同上，推患侧）	同上
（4）支撑站立	0—根本不能站立 1—需要在他人大力帮助下才能站立 2—在他人少量帮助或象征性帮助下可以站立至少1分钟
（5）无支撑站立	0—在没有支撑下不能站立 1—能站立但不到1分钟或超过1分钟但有点摇摇晃晃 2—立位平衡良好，能保持平衡1分钟以上且无安全顾虑
（6）健侧单肢站立位	0—至多维持该位置几秒钟，且摇摇晃晃 1—能保持立位平衡4~9秒 2—能保持立位平衡10秒以上
（7）患侧单肢站立位	同上

五、步行能力康复评定

步态分析（gait analysis）分为定性分析和定量分析。前者通常采用目测观察的方法获得第一手资料，然后根据经验进行分析；后者需要简单的仪器或高科技设备来采集数据和分析步态的运动学和动力学特征。目测步态分析用肉眼观察步行中人体运动的形式与姿势情况。由美国加利福尼亚 RLA 医学中心设计提出的步态目测观察分析法观察内容系统、全面，容易抓住要害问题所在，易于临床应用。遵循康复评定表所提示的内容，检查人员能够系统地对每一个关节或部位，即踝、膝、髋、骨盆及躯干等在步行周期的各个分期中的表现进行逐一分析（表 2-1-8）。表中涂色的格子表示与该步行分期相对应的关节运动情况可以省略而无需观察；空白格和浅灰色格子则表示要对这一时间里是否存在某种异常运动进行观察和记录。RLA 法分期：开始着地（initial contact, IC），即支撑足的任一部分开始着地，在正常步态中，足跟为最先着地部位，在异常步态中，可能是全足或足尖首先着地；预承重期（loading response, IR），即由一侧下肢开始着地到对侧下肢离开地面，相当于双足支撑期；支撑中期（mid-stance, MS），即由对侧下肢离地到身体正好在支撑面上；支撑末期（terminal stance, TS），即支撑中期之后到对侧下肢开始着地；摆动前期（pre-swing, PS），即从对侧下肢开始着地到支撑腿足趾即将离地的阶段；摆动初期（initial swing, IS），即由足尖离地以后到摆动腿膝关节屈曲到最大限度为止；摆动中期（mid-swing, MS），即由膝关节屈曲到最大限度继续向前摆动到胫骨与地面垂直；摆动末期（terminal swing, TS），即由胫骨与地面垂直开始直到再次开始着地之前。（表 2-1-9）

表 2-1-8　目测法步态分析记录表

姓名：　　　　年龄：　　　　性别：　　　　身高：　　　cm　体重：　　　kg

诊断：

穿鞋的类型：　　　　　　　　辅助具

图例

■ 无偏差
▨ 偏差少
□ 偏差多

		承重		单腿支撑		单腿向前迈步				主要问题
		IC	LR	MST	TST	PSW	ISW	MSW	TSW	
躯干	倾斜：前/后									
	侧倾：右/左									
	旋转：前/后									承重：
骨盆	抬高									
	倾斜 后/前									
	缺乏旋前									
	缺乏旋后									
	过度旋前									
	过度旋后									
	同侧下垂									
	对侧下垂									
髋	屈曲 受限									单腿支撑：
	过度									
	伸展不充分									
	后缩									
	旋转：内旋/外旋									
	内收/外展									
膝	屈曲：受限									
	过度									
	伸展不充分									
	摇摆不稳									单腿向前
	过伸									迈步：
	突然伸直									
	内翻/外翻									
	对侧屈曲过度									

29

续表

姓名：　　　　　年龄：　　　　　性别：　　　　　身高：　　　　cm　体重：　　　　kg

诊断：

穿鞋的类型：　　　　　　　　　　　辅助具

图例

■ 无偏差

▨ 偏差少

□ 偏差多

		承重		单腿支撑		单腿向前迈步				主要问题
		IC	LR	MST	TST	PSW	ISW	MSW	TSW	
踝	前足着地									
	全足着地									
	足拍地									
	跖屈过度									
	背屈过度									过分使用
	内翻/外翻									
	足跟离地									上肢负重
	无足跟离地									
	拖曳									
	对侧跳跃									
趾	上翘									
	伸不充分									签名：
	爪状									

注：按步态周期的各分期，若出现左侧栏目的问题，在图中空白处打"√"

表 2-1-9　正常步态周期中骨盆和下肢各关节的角度变化

步态周期	关节运动范围			
	骨盆	髋关节	膝关节	踝关节
开始着地	5°旋前	30°屈曲	0°	0°
预承重期	5°旋前	30°屈曲	0°~15°屈曲	0°~15°跖屈
站立中期	中立位	30°屈曲~0°	15°~5°屈曲	15°跖屈~10°背屈
站立末期	5°旋后	0°~10°过伸	5°屈曲	10°背屈~0°
摆动前期	5°旋后	10°过伸~0°	5°~35°屈曲	0°~20°跖屈
摆动初期	5°旋后	0°~20°屈曲	35°~60°屈曲	20°~10°跖屈
摆动中期	中立位	20°~30°屈曲	60°~30°屈曲	10°跖屈~0°
摆动末期	5°旋前	30°屈曲	30°屈曲~0°	0°

六、活动、参与水平的康复评定

急性住院患者应该根据国际功能、残疾和健康分类（International Classification of Functioning, Disability and Health, ICF）进行全面的身体结构、功能、活动受限和参与受限的康复评定。当患者病情稳定后即可行 ICF 康复评定，入院后 24 小时内完成 ICF 的康复评定。活动是由个体执行一项任务或行动，它代表了功能的个体方面，而参与是投入于生活环境之中，它代表了功能的社会方面。（表 2-1-10、表 2-1-11）

表 2-1-10　脑血管病 ICF 核心组合 ICF 编码与 ICF 类目（活动和参与部分）

ICF 编码	ICF 类目	ICF 编码	ICF 类目
d115	听	d455	到处移动
d155	掌握技能	d460	在不同的地点到处移动
d160	集中注意力	d465	利用设备到处移动
d166	阅读	d470	利用交通工具
d170	写作	d475	驾驶
d172	计算	d510	盥洗自身
d175	解决问题	d520	护理身体各部
d210	从事单项任务	d530	如厕
d220	从事多项任务	d540	穿着
d230	进行日常事务	d550	吃
d240	控制应激和其他心理需求	d570	照顾个人的健康
d310	交流 - 接收 - 口头信息	d620	获得商品和服务
d315	交流 - 接收 - 非言语信息	d630	准备膳食
d325	交流 - 接收 - 书面信息	d640	做家务
d330	说	d710	基本人际交往
d335	生成非语言讯息	d750	非正式社会关系
d345	书面讯息	d760	家庭人际关系
d350	交谈	d770	亲密关系
d360	使用交流设备与技术	d845	得到、保持或终止一份工作
d410	改变身体的基本姿势	d850	有报酬的就业
d415	保持一种身体姿势	d855	无报酬的就业
d420	移动自身	d860	基本经济交易
d430	举起和搬运物品	d870	经济自给
d440	精巧手的使用	d910	社区生活
d445	手和手臂的使用	d920	娱乐和休闲
d450	步行		

ICF 定量分级（qualifier）采用 0～4 分的分级方法表述问题的严重程度，但是分级范围不是平均分配。分级方法是：

0-：没有问题（无、缺乏、可以忽视等，0～4%）

1-：轻度问题（轻、低等，5%～24%）

2-：中度问题（中等、较好等，25%～49%）

3-：严重问题（高、极端等，50%～95%）

4-：全部问题（最严重、全部受累等，96%～100%）

8-：无法特定（当前信息无法确定问题的严重程度）

9-：无法应用（不恰当或不可能使用）。

表 2-1-11　活动、参与限定值

限定值	活动与参与	
	活动表现限定值（一级限定值）	无辅助下的能力限定值（二级限定值）
0	无困难	无困难
1	轻度困难	轻度困难
2	中度困难	中度困难
3	重度困难	重度困难
4	完全困难	完全困难
8	未特指	未特指
9	不适用	不适用

七、日常生活活动能力的康复评定

日常生活活动能力（activities of daily living，ADL）有两个层次的含义。一个是基本的 ADL 概念，另一个是复杂的 ADL 概念。基本的 ADL 概念主要是指人们为了维持生存及适应生存的环境而每天必须反复进行的、最基本的、最具有共性的生活活动，包括衣、食、住、行、个人卫生等，由于所有的活动主要发生在个体水平，比较少用到交流和社会因素，故称为基本或躯体日常生活活动（basic or physical ADL，BADL）。复杂的 ADL 概念除了具备前述的 BADL 之外，还包括人们在家庭、工作和社区中的其他活动，由于这些活动常常要借助于器械或设备，如购物、打电话、乘坐交通工具、管理财务等，因此，称为复杂或工具性日常生活活动（instrumental ADI，IADL）。改良 Barthel 指数是用来康复评定日常生活活动能力最常用的方法之一。功能独立性康复评定（functional independent measurement，FIM），不仅能康复评定躯体功能，还能够康复评定言语、认知和社会功能，是一种较全面的 ADL 康复评定方法。

（张巧俊　乔鸿飞　袁海峰）

第二节　脑血管病偏瘫康复治疗

一、康复治疗的时间和强度

早期康复的目的是促进患者功能恢复和独立，康复治疗的时间应选择在患者能耐受的情况下尽早康复。康复训练强度要考虑到患者的体力、耐力和心肺功能情况，在条件许可的情况下，开始阶段每天至少 45 分钟的康复训练，能够改善患者的功能，根据耐受程度适当增加训练强度可以获得更好的效果（具体参考第一章概论）。

二、脑血管病偏瘫康复治疗技术

（一）早期康复治疗

早期开始的康复治疗应包括床上关节活动度练习、床上良肢位的保持、床上坐位训练、体位转移训练、站立训练和行走训练等，随后活动水平进一步增加，早期康复还应当包括鼓励患者重新开始与外界交流。

（二）脑血管病早期良肢位摆放、体位转移和关节活动度训练

（1）脑血管病早期应将患者摆放于良肢位：鼓励患侧卧位，适当健侧卧位，尽可能少采用仰卧位，应尽量避免半卧位，保持正确的坐姿。

（2）脑血管病早期患者应尽早在护理人员的帮助下渐进性地进行体位转移训练，并注意安全性问题。

（3）脑血管病早期患者应坚持肢体关节活动度训练，注意保护患侧肢体避免机械性损伤。

（三）脑血管病早期站立、步行康复训练

（1）脑血管病偏瘫患者应在病情稳定后尽快离床，借助器械进行站立、步行康复训练。病情稳定指生命体征平稳，且48小时内病情无进展。

（2）脑血管病偏瘫患者早期应积极进行抗重力肌训练、患侧下肢负重支撑训练、患侧下肢迈步训练及站立重心转移训练，以尽早获得基本步行能力。

（四）肌力训练

脑血管病早期应重视瘫痪肌肉的肌力训练，针对相应的肌肉进行渐进式抗阻训练、交互性屈伸肌肉肌力强化训练，可以改善脑血管病瘫痪肢体的功能。

1. 肢体肌力训练　针对肢体相应的肌肉进行功能电刺激治疗、肌电生物反馈疗法，结合常规康复治疗，可以提高瘫痪肢体的肌力和功能。

2. 躯干肌力训练　躯干作为身体的中心，是任何肢体活动的基础，躯干活动应是偏瘫康复程序的一个重要组成部分。运动时控制躯干的两组肌肉主要是背伸肌和腹肌。由于这些肌肉在皮质脊髓前束的双侧支配下，一般并不完全瘫痪，且其具有力学排列和多节段支配的特点，所以躯干肌不仅能共同收缩，还能部分地随意主动收缩。因此，躯干的运动和姿势可千变万化，并为头、肩和髋的活动提供一个稳定的固定点。身体中心的固定和调节运动中肢体肌肉间的平衡是相当重要的。没有躯干控制能力，肢体只能以原始的粗大的运动模式进行活动。

3. 躯干肌力训练　包括上部躯干屈曲和旋转训练；向健侧、患侧的翻身训练；下部躯干的屈曲和旋转训练；利用桥式运动刺激躯干肌活动；双手抱膝躯干前后摇摆；直腿坐位下躯干旋转；坐位下部躯干的屈伸和旋转；伴随屈曲躯干旋转；坐位双上肢在体侧支撑时躯干旋转等。

（五）平衡训练

平衡能力是当我们身体的重心遭到破坏时，机体作出快速反应重新调整重心的过程。它不仅是身体的保护性反应，也为所有技巧性运动提供了基础。偏瘫后卧床时间越长，平衡反应就越差。因为卧位是人体受支撑面积最大，重心最低，需要的平衡反应最小的体位，它可以对重力完全没有反应。当卧床时间长的患者首次直立时，会因恐惧影响机体的灵活性，使平衡反应降低至零。因此，最好在发病后的1周内就帮助患者练习直立位，开始向不同的方向做离开中线的活动，然后再回到直立位。在患者没有自我保护能力时，治疗师要给予最大的帮助，使其不致跌倒，因为跌倒的经历会进一步加重患者的恐惧心理。

1. 坐位平衡训练的方法　坐位平衡训练的方法包括：重心向患侧倾斜训练；重心向健

侧倾斜训练；不伴有上肢支撑的重心转移；双腿交叉体重向两侧转移；刺激躯干和头部的自发性平衡反应；双手交叉向前够脚尖。

2. 站位平衡训练的方法   站位平衡训练是偏瘫康复治疗中最重要的部分。每个患者都希望恢复行走能力，而站位平衡是正常行走的必要条件。Bobath 曾经指出："行走所需的各种能力都应在站位时做好准备"。那些尚未恢复站位平衡即开始行走的患者必将加重痉挛模式，使行走既费力又不安全。

3. 站位平衡训练的方法包括   练习正确完成坐起过程；骨盆前后倾的练习；患腿站立健腿内收外展；患腿站立健腿踏台阶；站位下练习躯干屈曲和伸展。

（六）步行能力训练

步行是由连续的行走周期构成的。根据双下肢在行走过程中承担的任务不同，一个行走周期分为摆动相、支撑相。摆动相是从足跟离地开始至同侧足跟再次着地结束；支撑相是足底触地、下肢承受体重的时期，分为单足支撑相与双足支撑相。单足支撑相从足跟着地开始经体重站前移至足跟离地结束；双足支撑相为一侧摆动相即将结束，对侧摆动相即将开始的那一刻，占一个行走周期极短的时间。由于行走时支撑面积最小，并且重心是不断移动的，所以行走要求有复杂的平衡反应能力；下肢进行分离运动的能力；患腿足够的持重能力和体重于两下肢之间的转换能力。当经过站位平衡训练后，患腿的持重能力会得到改善。一般要求患腿在持重达 1/2 体重时则可进行行走能力训练。行走能力训练就是综合运用卧位、坐位、站位时已获得的能力进一步提高患者运动能力的过程。

1. 步行能力训练   步行能力的训练包括：促进髋关节伸展和重心转移训练；帮助躯干转移促进行走训练；握住患手和患者一起行走的训练；帮助屈膝促进行走的训练；固定胸椎引导躯干向前训练；支撑相开始时刺激髋伸肌；摆动相开始时刺激髋屈肌；直线行走训练；抱球走训练；侧行训练；倒行训练；用球活动训练。

2. 助行器的使用   助行器可以提高对患者重心的支持，分担了行走所需的平衡和努力。助行器包括（但不限于）以下几类：①单头手杖，只有一个支撑点的传统手杖，对于平衡性及稳定性的提高有限。②三头、四头手杖，具有 3～4 个支撑点的手杖，比单头手杖更加稳定，但是也更笨重且难以操作。卒中患者使用四头手杖比单头手杖能够更多地减少姿势上的摇摆。③两轮助行器、四轮助行器、滚动助行架（一种可以坐下的四轮助行器），需要使用双上肢及双下肢操作的装置，可比手杖支撑更多的身体重量，也更加有效，但是不能用于楼梯，户外使用时最好较轻并且可以折叠。使用四轮助行器在下坡时需要手 - 机器相协调以控制刹车。

3. 轮椅的使用   对于卒中后不能安全行走的患者，轮椅可以帮助提高移动能力。据了解，超过 40% 的卒中患者在康复过程中使用过手动轮椅。当患者不能够行走，或其能力无法安全行走或是达不到功能性步行时，需要使用轮椅。患者常常使用健侧手撑轮子、健侧足撑地的方法驱动轮椅。卒中后早期使用自动轮椅可能不利于肌力的恢复和功能的改善。许多卒中后患者尽管有能力在家中进行短距离的步行，但在需要进行远距离活动或医生要求时使用手动轮椅。在上述情形时，轮椅主要由看护者来驱动。尽管电动轮椅在卒中后并不经常使用，但多数卒中患者在经过适当的培训后能够学会安全地操作电动轮椅。轮椅的设计存在很大的区别，选择什么样的轮椅应当依据患者的需求、生活环境、患者及家属 / 照料者的习惯而定。在社区内使用轮椅处方（手动或电动）可以增加参与性、提高生活质量。

三、运动训练时间和强度

（一）运动训练的意义

1. 运动训练是卒中患者康复程序中的重要内容。卒中患者进行的所有运动，无论是促进技术，还是传统的运动训练方法，不仅对患者的治疗和预防有一定的作用，还可以提高患者的生活质量，改善预后。

2. 运动训练可以改变与卒中相关的危险因素，如降低血压、增加血糖调节能力、降低血脂水平、减少脂肪、减少卒中的再发。

3. 卒中后患者处于衰弱状态，最大摄氧量仅达同龄正常人的一半。这种状态给予运动训练可以提高患者的最大摄氧量。早期使用支具、助行器，及早步行，适当加大动作重复次数，增加运动量，效果更好。

4. 早期康复的原则是运动训练必须保证有效、安全。运动前必须进行运动测验、开出运动处方。运动处方要以限制性运动测验的结果为最主要的依据，并进行个体化的考虑，宜从低强度开始，注意防止意外事件的发生。

（二）运动训练的时间

1. 运动训练有持续运动或间歇有氧运动。持续运动的优点是能较快改善卒中患者的心血管功能。间歇运动为运动和休息交替进行，但其合起来的时间不应低于规定的时间。持续运动与休息的时间比例为1∶1。间歇运动适于多数住院的脑血管病患者。

2. 除准备活动和整理活动外，有氧运动持续时间为15~60分钟，一般为20~30分钟。对卒中患者应从低强度运动开始，根据患者耐受程度逐渐增加。

3. 对于全身状况较差的卒中患者，即使每天被动运动3~5分钟也是有益的。

（三）运动频度

1. 研究发现，运动训练频度对卒中患者提高心血管效率和改善患者功能均十分重要。

2. 脑血管病患者的运动频度取决于运动强度和每次运动的持续时间。根据需要、兴趣和功能状态，运动频度每周3~5次。1周7天不间断训练并不增加身体的受益，而合并症的危险性反而增加。

3. 功能状态小于3METs（能量代谢当量），开始每次运动5分钟，每天运动2~3次；功能在3~5METs时，每天运动1~2次；功能在5~8METs时，每周至少运动3次。

4. 开始训练时，由于骨关节过分应激，最好隔天运动，一旦适应，每天运动可产生较好的训练效应。

（四）运动强度

1. 运动强度需要适当的监测来确定是否适宜，它是设计运动处方中最难的部分。运动强度以功能的百分数来表示，不同个体的运动能力有差异，需要运动处方个别化。

2. 运动强度不应超过80%和低于50%最大功能，无症状成人为60%~70%，心脏病患者的运动强度为40%~60%，卒中患者应该更低。

3. 用心率规定运动强度　根据心肺运动试验测得最大心率，通常将达到最大心率的60%~70%作为靶心率。

4. 用最大摄氧量规定运动强度　60%~80%的最大摄氧量是理想的运动强度。

5. 用无氧阈值（AT）规定运动强度　强度接近最大无氧阈的训练，可以明显改善心肺功能，而不至于出现高运动强度的不适感。

6. 用自觉疲劳程度（RPE）规定运动强度　大部分患者应在 RPE 12～16 级范围内运动；或者在运动时谈话而不伴有明显气短为适宜的运动强度。

7. 用 METs 规定运动强度　一般认为，最大运动量的 60%～70% 是适宜的运动强度，运动处方开始时应比测得的低一个 METs。

四、作业治疗

（一）作业疗法的意义及目的

作业疗法在偏瘫的康复中有重要价值，可以促进患者功能障碍的恢复，改变异常运动模式，提高生活自理能力，缩短其回归家庭和社会的进程。

作业疗法的目的包括以下几个方面：①维持现有功能，最大限度地发挥残存功能。②提高 ADL 的自理能力。③为患者设计及制作与 ADL 相关的各种自助具。④提供患者职业前技能训练。⑤强化患者的自信心，辅助心理治疗。

（二）作业疗法的基本内容

作业疗法主要是根据不同的个体，选择对其躯体、心理和社会功能起到一定帮助的适合患者个人的作业活动，并要求符合患者的兴趣，让患者自觉参加，同时为患者提供必要的帮助和指导。另外，还要考虑到患者的文化背景、生活和工作环境、条件等因素的影响。选择作业活动的内容极为广泛，一般包括以下一些内容：

1. 个人的日常生活活动　这是作业疗法师的主要工作之一，任何患者患病后，基本的日常生活活动是最迫切需要解决的问题，例如个人卫生（洗脸、刷牙、梳头）、吃饭、穿脱衣服、如厕等都要考虑让患者学习独立完成，如不能完全独立，也要尽可能通过参加这些活动，恢复部分的独立性。

2. 功能性作业活动（又称运动性的作业活动）　患者无论进行哪一种作业活动，都必须完成相应的动作。例如磨砂板，通过工作条件的变化，扩大关节的活动范围，增加负荷，改变动作的复杂性，使患者的肌力、关节活动度、协调性、体力、耐力及平衡能力等各方面得到提高，因此，作业疗法师可以根据患者的不同情况，将种种动作巧妙地贯穿到丰富多彩的活动中，对患者进行治疗。

（三）作业疗法中的功能训练

根据康复康复评定的功能障碍情况，作业疗法中的功能训练包括：患侧上肢康复训练；肩胛骨运动训练；肩胛带负重训练；肩胛带抗组力训练；抑制痉挛模式的被动运动；滚筒训练；上肢近端控制训练；木钉板训练；肘关节屈曲触头训练；肩关节半脱位训练；上肢分离运动强化训练；上肢操球训练；磨砂板训练；抑制手痉挛屈曲手法；缓解肩关节疼痛手法等。

（四）应用于偏瘫患者的作业活动

选择作业活动必须将患者存在的问题和活动的特性相结合，不仅要考虑身体方面的问题，而且要注意患者的心理，要使患者产生强烈的训练欲望，从心理、身体功能等方面全面地向适应社会生活方向发展。应用于偏瘫患者的常见作业活动有：木工作业、制陶工艺、马赛克工艺、手工艺、皮革工艺、治疗用游戏等。

五、日常生活活动训练

（一）日常生活活动能力

日常生活活动能力（ADL）是指人们在日常生活中进行的各项活动，分为基本日常生活活动能力与工具性或扩展性日常生活活动能力（IADL）。提高脑血管病 ADL 是脑血管病康复最重要的目标之一。经典的 ADL 训练是将恢复性训练（运动功能训练）和代偿性训练（如单手技术、无障碍设施）结合起来，共同应用。由于住院时间短，住院患者进行 IADL 训练的时间要少得多。在三级康复中，患者接受作业治疗或者多学科参与的针对 ADL 的干预方法，可明显改善 ADL。另外，强制性运动治疗对于改善 ADL 有显著的作用。

ADL 训练包括：穿、脱衣服训练；穿、脱鞋袜训练；转移能力训练；上下楼梯训练；进食训练；预防跌倒训练。

（二）生活质量

多数研究认为，脑血管病患者的生活质量均有不同程度的下降。影响脑血管病患者生活质量的因素有性别、发病年龄、病灶部位、脑血管病类型（出血或缺血）、神经功能缺损、社会心理障碍、精神状态、经济条件、各种治疗干预措施、康复、护理方法等。经相关分析发现，肢体运动障碍、家人对患者的关心程度和健康变化状况对生活质量的影响有显著意义。加强脑血管病尤其是偏瘫的治疗和康复护理，改善患者的躯体功能，鼓励家属给予更多的关心和支持，是促进脑血管病患者早日康复的重要保证。

六、痉挛的防治

痉挛是速度依赖的紧张性牵张反射过度活跃的表现，是脑血管病患者一个最重要的损害。卒中后第一年肢体发生痉挛的患病率在 25% ~ 43%。对于卒中后需要急性康复的患者，肢体发生痉挛的患病率是 42%。上肢痉挛的发生率在前 3 个月康复的患者中约占 33%。严重的近端和远端肢体无力是中到重度痉挛的最强预测因素。痉挛可以导致肌肉短缩、姿势异常、疼痛和关节挛缩。由于挛缩会限制受累关节的活动，引起疼痛，所以会妨碍康复并限制患者恢复的潜力。早期治疗是关键，公认的治疗措施包括被动扩大关节活动度，促进关节主动运动，联合应用抗痉挛药物治疗。如果不进行运动治疗，单纯应用抗痉挛药物只能暂时降低肌张力，而不能改善肢体功能。

（一）非药物治疗

痉挛的治疗目的是提高功能，要考虑痉挛是局部性还是全身性，治疗方法是有创还是无创。典型的治疗痉挛的方法是阶梯式的，开始采用保守的疗法，逐渐过渡到侵入式的疗法。体位摆放、被动伸展和关节活动度训练可以缓解痉挛，而且每天应该进行数次训练。挛缩的矫正方法还包括夹板疗法、连续性造模和手术纠正。目前还没有对不同运动疗法的疗效、是否应用抗痉挛药物疗效进行比较的可靠证据。现在普遍认为运动疗法可以单独应用，与其他抗痉挛治疗比较，运动疗法可以使患者在功能改善方面获得更大的益处。

（二）口服药物

替扎尼定、巴氯芬、丹曲林和安定是常用的治疗痉挛的口服药物。运动功能训练疗效不好，特别是全身性肌肉痉挛的患者，建议使用口服抗痉挛药物如巴氯芬、替扎尼定等治疗。

（三）肉毒毒素注射

肉毒毒素注射治疗可以选择性治疗脑血管病患者的局部痉挛。对局部肌肉痉挛影响功能和护理的患者，建议使用 A 型肉毒毒素局部注射治疗，以缓解痉挛。上肢肌肉肉毒毒素注射不能改善上肢功能,但可以改善肢体主动或被动活动,如穿衣、卫生及肢体定位。脚踝跖屈肌和拮抗肌肉毒毒素注射,可大大降低下肢肌肉痉挛状态的 Ashworth 得分,对提高步行速度作用有限;股直肌肉毒毒素注射会改善卒中患者在步态摆动阶段的膝关节活动范围。

（四）其他方法

一些小型试验证实,鞘内注射巴氯芬可以减轻脑血管病痉挛。还有一些外科方法可用于治疗痉挛,但是缺乏临床试验证据,其中最常用的是选择性脊神经后根切断术或破坏脊髓背根入口区,这些侵入性治疗有明显的风险,包括手术并发症和脊髓的意外损伤。分指板和贴扎的使用对于卒中后预防手腕和手指的痉挛效果证据不足。

七、矫形器的应用

矫形器是以减轻肢体运动功能障碍为目的的一种体外装置,其基本作用原理可概括为:稳定与支持、固定与保护、预防与矫正畸形、减轻轴向承重、改进功能。矫形器治疗主要适用于以下情况:①各种原因引起的肢体无力;②抑制站立、行走中的肌肉痉挛;③预防和矫正由于肌肉无力、关节运动肌力不平衡而引起的关节畸形;④代偿失去的肢体功能。推荐使用各种固定性手矫形器或腕手矫形器用于预防由于肌力不平衡引起的屈指、拇指内收、屈腕等畸形;为配合早期功能康复训练,可使用通用型踝足矫形器（AFO）,中、重度小腿三头肌痉挛可使用踝铰链双向可调式 AFO。

（张巧俊　乔鸿飞　袁海峰）

参 考 文 献

[1] 张蕙,吴毅,胡永善.影响脑卒中患者日常生活活动能力预后的相关因素分析.中国康复医学杂志,2008,23(2):130-131.

[2] Villepinte C, Catella E, Martin M, et al.Validation of French upper limb Erasmus modified Nottingham Sensory Assessment in stroke.Ann Phys Rehabil Med, 2019, 62(1): 35-42.

[3] BLACQUIERE D, LINDSAY M P, FOLEY N, et al.Canadian Stroke Best Practice Recommendations: Telestroke Best Practice Guidelines Update 2017.International Journal of Stroke: Official Journal of the International Stroke Society, 2017, 12(8): 886-895.

[4] BOLOGNINI N, RUSSO C, EDWARDS D J.The sensory side of post-stroke motor rehabilitation.Restorative neurology and neuroscience, 2016, 34(4): 571-586.

[5] Yong Wook Kim, Yoon Kim, Jong Moon Kim, et al.Is poststroke complex regional pain syndrome the combination of shoulder pain and soft tissue injury of the wrist?:A prospective observational study: STROBE of ultrasonographic findings in complex regional pain syndrome.Medicine(Baltimore), 2016, 95 (31): e4388.

[6] Hartwig M, G Gelbrich, B Griewing.Functional orthosis in shoulder joint subluxation after ischaemic brain stroke to avoid post-hemiplegic shoulder-hand syndrome: a randomized clinical trial.Clin Rehabil, 2012, 26 (9): 807-816.

[7] Jayantee Kalita, Usha Misra, Ajit Kumar, et al.Long-term Prednisolone in Post-stroke Complex Regional Pain Syndrome.Pain Physician, 2016, 19(8): 565-574.

［8］韩娜,赵洪岩.早期良肢位摆放防治偏瘫患者关节挛缩的探讨.辽宁中医药大学学报,2008,(06):143-144.

［9］张鑫,刘波,刘辉,等.持续静态牵伸训练配合关节松动技术在肘关节僵硬康复治疗中的临床疗效.中华物理医学与康复杂志,2016,3(38):231-233.

［10］Peipei Guo,Fuqiang Gao,Tingting Zhao,et al.Positive Effects of Extracorporeal Shock Wave Therapy on Spasticity in Poststroke Patients:A Meta-Analysis.J Stroke Cerebrovasc Dis,2017,26(11):2470-2476.

第三章

脑血管病感觉障碍康复

第一节 概 述

感觉是指脑对直接作用于感觉器官的客观事物的个别属性的反映,个别属性包括大小、形状、颜色、坚实度、湿度、味道、气味、声音等,是由神经系统经感受器、传入神经和各级中枢处理、综合、分析后,在最高中枢皮层产生的。感觉障碍是脑血管病的主要临床表现之一,常由卒中后皮质及皮质下损害造成感觉通路的异常,从而引起感觉功能障碍。

一、发病原因

脑血管病的发病机制主要是由于脑血管形态结构受损、血流动力学异常、血液成分改变以及血管栓塞堵塞等因素造成脑局部血流中断,从而导致脑组织缺血、坏死。因此,当感觉传导通路因脑组织局部缺血坏死而造成损害时,临床上就表现为各种不同程度的感觉障碍。脑血管病急性期感觉障碍的发生率高达65%,主要包括躯体感觉(触觉、痛觉、温度觉、压觉、振动觉、本体感觉、实体觉和图形觉)障碍、视觉障碍和听觉障碍等。

二、解剖生理

(一)感觉的分类

在临床上,通常将感觉分为普通的躯体感觉和特殊感觉两类。

1. 躯体感觉 躯体感觉是指对躯体对外界刺激的不同感受,包括浅感觉、深感觉和复合感觉。

(1)浅感觉:是皮肤、黏膜对相应外部刺激产生的感觉,如痛觉、温度觉和触觉。

(2)深感觉:即本体感觉,是来自肌肉、肌腱、骨膜和关节的本体感受器接受传递的感觉,如运动觉、位置觉和振动觉。

(3)复合感觉:又称皮质感觉,是在普通感觉的基础上,大脑皮质感觉中枢经过综合分析所产生的感觉,包括实体觉、图形觉、两点辨别觉、皮肤定位觉和重量觉等。

2. 特殊感觉 特殊感觉是指刺激特殊感受器所产生的感觉,如视觉、听觉、味觉和嗅觉。

(二)感觉障碍的分类

感觉障碍依其病变性质可分为刺激性症状和抑制性症状两类。

1. 刺激性症状 感觉通路刺激性病变可引起感觉过敏(量变),也可引起感觉障碍(质变),如感觉倒错、感觉过度、感觉异常及疼痛等。

(1)感觉过敏:指轻微的刺激引起机体过度强烈的感觉。大多是由于外界的刺激和病理过程的刺激相加所导致。

（2）感觉倒错：指对刺激的认识完全颠倒，如非疼痛性刺激却诱发疼痛感觉。

（3）感觉过度：一般发生在感觉障碍的基础上，感觉刺激阈增高，达到阈值时可产生一种强烈的定位不明的不适感，且持续一段时间才消失。

（4）感觉异常：在无外界刺激的情况下，自发产生的异常不良感觉。如麻木感、肿胀感、沉重感、痒感、蚁走感、针刺感、电击感、束带感和冷热感等。

（5）疼痛：国际疼痛研究协会将疼痛定义为由于真正潜在组织损伤而引起的或者用损伤来描述的一种不愉快的感觉和情绪。从感受器到中枢的整个感觉传导通路的任何病灶刺激都可以引发疼痛。没有外界刺激而感觉到疼痛者，称为自发性疼痛。

2. 抑制性症状　感觉通路受破坏时出现的感觉减退或缺失即为抑制性症状。同一部位各种感觉均缺失称为完全性感觉缺失；同一部位仅某种感觉缺失而其他感觉保存，则称为分离性感觉障碍。

（三）感觉传导通路

一般感觉（即浅感觉、深感觉）的传导通路是由 3 个向心的感觉神经元相连而成。在临床上，重要的一般感觉传导通路有以下 2 种：

1. 痛觉、温度觉、粗触觉的传导通路　痛觉、温度觉和粗触觉虽然由不同的神经纤维传导，但其路径基本相同。来自皮肤黏膜的痛觉、温度觉和粗触觉末梢感受器接受刺激→后根神经节（Ⅰ级神经元）→脊髓后角细胞（Ⅱ级神经元），其纤维组成脊髓丘脑侧束交叉至对侧侧索上行→丘脑外侧核（Ⅲ级神经元），由此再发出纤维经内囊后丘脑辐射至大脑皮质中央后回。

2. 深感觉和精细触觉的传导通路　来自肌-腱-关节的神经末梢感受器接受刺激→后根神经节（Ⅰ级神经元）→脊髓后角内侧组成后束，在同侧脊髓上行→延髓的薄束核、楔束核（Ⅱ级神经元），由其发出的纤维交叉后称为内侧丘系→丘脑外侧核（Ⅲ级神经元），由此再发出的纤维经内囊后肢丘脑辐射至大脑皮质中央后回。

其他还包括视觉传导通路、听觉传导通路、平衡觉传导通路等。

3. 视觉传导通路　视网膜中的视锥细胞、视杆细胞接受外部光刺激→视网膜神经部最内层双极细胞（Ⅰ级神经元）→内层节细胞（Ⅱ级神经元），其轴突集中为视神经进入脑形成视交叉，发出视束→外侧膝状体发出视辐射（Ⅲ级神经元），经内囊后肢至枕叶视区皮质。

4. 听觉传导通路　蜗神经节内双极细胞（Ⅰ级神经元），其中枢突组成蜗神经入脑→止于蜗腹侧核及蜗背侧核（Ⅱ级神经元），其纤维发出斜方体进入对侧外侧丘系→于下丘（Ⅲ级神经元）发出纤维经下丘臂→内侧膝状体（Ⅳ级神经元），发出纤维形成听辐射至大脑听区颞横回。少数Ⅱ级神经元不交叉进入同侧外侧丘系，还有少数外侧丘系纤维止于内侧膝状体。

5. 平衡觉传导通路　内耳半规管内壶腹嵴为运动位置感受器，前庭迷路内的球囊斑及椭圆囊斑接受躯体静止时的地心引力和直线加（减）速度变化→前庭神经节内双极细胞（Ⅰ级神经元）形成前庭神经→止于前庭神经核群（Ⅱ级神经元），再由此发出纤维至皮层，具体路径尚不清楚。

三、临床表现与分型

脑血管病感觉障碍的临床表现多种多样，一般根据脑血管病患者的病变性质、部位和范围的不同而表现不一。除特殊感觉如视觉障碍、听觉障碍外，脑血管病感觉障碍以躯体感觉障碍最为常见。其中，包括一般感觉的感觉障碍，如浅感觉的痛觉、温度觉、触觉和深感觉的关节位置觉、振动觉、运动觉、压觉以及高级中枢 - 大脑皮质的复合感觉，如实体觉、定位觉、两点辨别觉和图形觉等障碍。轻者可仅有轻微不适，患者可基本正常生活；重者可导致关节和肌肉的挛缩、皮肤破损等。严重、持久的感觉障碍对脑血管病患者的协调、平衡、运动功能的恢复带来显著的影响。同时，由于感觉的丧失和迟钝，还易造成烫伤、创伤以及感染等。因此，在临床上正确地认识与康复评定脑血管病感觉障碍，对患者的诊断、治疗及预后有着重要的临床意义。

（一）皮质型

皮质型感觉障碍的特点是精细的、复杂的感觉损害严重，而痛觉、温度觉、触觉等浅感觉障碍较轻或保持不变。深感觉、定位觉、两点辨别觉和实体觉常发生明显障碍，其中后三者是大脑皮质所特有的复合感觉，但是这些复合感觉的正常产生必须建立在浅感觉完整的基础上，因此只有浅感觉正常而出现复合感觉障碍时，方能表示有大脑皮质感觉区的病变。

（二）内囊型

内囊的后 1/3 有丘脑皮质束通过。因此，当内囊损害时，表现为肢体重于躯体，远端重于近端的对侧偏身感觉障碍，而深感觉障碍较浅感觉表现明显。另外，常合并运动、视纤维的受累，表现为"三偏"，即偏瘫、偏身感觉障碍和偏盲。

（三）丘脑型

各种感觉在丘脑处汇合，当损害发生于此时，常表现为病灶对侧偏侧感觉障碍，以疼痛和感觉过敏为主要表现。

1. 偏身感觉障碍　血管病变累及腹后外侧核和腹后内侧核，导致对侧偏身所有形式感觉的减退或缺失。以肢体重于躯干，上肢重于下肢，肢体远端重于近端，深感觉受累重于浅感觉为特征。

2. 丘脑痛　在感觉的部分恢复过程中，出现对侧偏身自发的、难以忍受的剧痛。以定位不准、性质难以形容为特征。通常疼痛阈值提高，较强的疼痛刺激方可引出痛觉。

3. 感觉过敏或倒错。

4. 非感觉症状　丘脑病变时，常累及其邻近结构而发生其他症状。累及外侧膝状体或视放射时，可产生对侧同向偏盲；累及内囊后肢时，出现对侧不完全性偏瘫；累及丘脑至纹状体及苍白球纤维时，可发生偏侧不自主运动等。

（四）脑干型

属于传导束型感觉障碍，发生的症状依据受损部位而异。分为分离性、交叉性及偏身感觉障碍三类。

1. 分离性感觉障碍　脊髓丘脑束在延髓内接近边缘的外侧部，内侧丘脑系则近中线。因此延髓旁正中部病变可导致内侧丘系损伤，产生对侧肢体的深感觉障碍和感觉共济失调，而无痛觉、温度觉感觉障碍。

2. 交叉性感觉障碍　延髓外侧部病变损害脊髓丘脑束及三叉神经脊束核，造成对侧肢体的浅感觉障碍和病灶同侧的面部感觉障碍。

3. 偏身感觉障碍 脑桥和中脑的内侧丘系、脊髓丘脑束和脑神经的感觉纤维已合并在一起,故损害时产生对侧偏身和面部各种感觉缺失。但是一般都有同侧脑神经运动障碍,可与其他部位病变导致的偏身感觉缺失相鉴别。

(吴　毅)

第二节　脑血管病感觉障碍康复评定

目前临床上感觉障碍的康复评定主要包括躯体感觉障碍康复评定、视觉障碍康复评定以及听觉障碍康复评定。感觉障碍的康复评定主要通过床旁的体格检查获得,包括用人工和设备产生某一类刺激,然后依靠受检人的口头反馈或其他神经生理反应,来判断其是否对刺激产生了正确的感觉。

一、躯体感觉障碍的康复评定

躯体感觉障碍康复评定主要包括临床体格检查和特殊的感觉康复评定方法。

（一）临床体格检查

1. 浅感觉

（1）痛觉:痛觉可用各种检查方法,最简单、实用的方法是用圆头针针尖以均匀力量轻刺患者皮肤,嘱患者回答"痛"或者"不痛"。为避免患者主观的不正确回答,间或可用圆头针针冒钝端触之,或将针尖提起而用手指尖触之,以判断患者回答是否正确。痛觉障碍有痛觉缺失、痛觉减退和痛觉过敏等。

（2）温度觉:包括温觉及冷觉,可用分别盛有冷水或热水的两支试管,交替接触皮肤,嘱患者说出"冷"或"热"的感觉。测定冷觉的试管温度在 10 ~ 20℃之间,测定温觉的试管温度在 40 ~ 50℃之间。如低于 10℃或高于 50℃,则在刺激时引起痛觉反应。

（3）触觉:触觉检查可用棉签或软纸片轻触皮肤,嘱患者每次感觉到时,即回答"有"或说出触到的次数。每次给予的刺激强度应保持一致,但刺激速度不能有规律,以免患者未受刺激而顺口回答。

2. 深感觉

（1）运动觉:嘱患者闭目,检查者轻轻夹住患者手指或足趾的两侧,上下移动 5° 左右,让患者辨别移动的方向,说出"向上"或"向下"。如感觉不明确,可加大运动幅度或测试较大关节,以了解其减退的程度。

（2）位置觉:患者闭目,将其肢体放在一定的位置,然后让患者说出所放的位置;或嘱患者用其正常肢体做与病侧肢体相同的位置。正常人可以正确说出或做出正确的位置。测定共济失调的指鼻试验、跟 - 膝 - 胫试验、站立、行走步态等,如在闭眼后进行,亦为测定位置觉的方法。

（3）振动觉:用一振动的音叉置于某些骨突起处,如手指、尺桡骨茎突、尺骨鹰嘴、桡骨小头、内外踝、髂嵴、棘突、锁骨等,询问患者有无振动感和持续时间。判断两侧是否有差别。颅骨、胸骨和耻骨联合上测定一侧振动觉时,由于骨骼的共鸣而传导,无法区别左右差别,如患者诉左右不同,往往是癔病的表现。振动觉可随年龄增长而进行性丧失,老年人可完全丧失。振动觉和运动觉、位置觉的障碍可不一致。

以上检查方法简便易行,可用于临床康复快速定性诊断。若需进一步量化康复评定结果,掌握患者准确的损伤程度或临床治疗效果,可通过各类基于肢体移动监测和姿势对位的深感觉康复评定仪器实现。

(4)仪器康复评定:临床常使用等速肌力系统作为康复评定工具,量化深感觉的康复评定,具有良好的信度。运动觉测试中:启动测试系统后,要求患者在自觉肢体产生运动或位置变化时按下停止键钮,以三次测试所获得的患者肢体实际运动的角度与初始设定角度之间相差的平均值作为结果,用于康复评定患者的运动觉,值越大代表损伤程度越大。位置觉的康复评定包含主动性位置觉和被动性位置觉。主动性位置觉测试:测试前先将测试过程向患者进行说明,确保患者充分理解可配合。测试者需指导患者选取合适的体位,要求患者在测试过程中全程佩戴耳机和眼罩,消除听觉及视觉信号的传入影响,保证测试结果的可靠性。根据被测位置选择合适的等速测试关节活动度及肢体移动角速度后开始测试,记录三次测试后,患者主动运动到自觉肢体的目标角度和测试者到达的真实角度之间的差值,取均值,值越大损伤程度越大。被动位置觉测试:具体测试准备同主动位置觉测试,在测试过程中记录三次患者在仪器带动下关节活动到自觉肢体目标角度与真实设定角度之间的差值,作均值,值越大损伤程度越大。目前尚未有量化康复评定振动觉的实现办法。

3. 复合觉

(1)皮肤定位觉:检查时嘱患者闭目,一般用棉花签、手指等轻触患者皮肤后,令患者用手指指出刺激的部位。正常误差手部<3.5mm,躯干部<10mm。

(2)两点辨别觉:区别一点还是两点刺激的感觉称为两点辨别觉。检查时用两脚规、叩诊锤的两尖端或针尖同时轻触皮肤,检测有无辨别能力,及答"两点"或"一点",距离由大到小,直到被检测者感觉为一点,其实际间距即为所测得的两点辨别觉结果。注意测量时,两点必须同时刺激,用力相等。正常人以舌尖的距离最小,为1mm,指背距离为5~6mm,手掌距离为8~15mm,手背距离为20~30mm,背部、上臂及大腿部的距离最大,为60~70mm。

(3)实体觉:用手抚摸物体后确定物体名称的能力称为实体觉。检查时患者闭目,将一熟悉的物件(如笔、钥匙、火柴盒、硬币等)放于患者手中,嘱其单手抚摸后,说出物体的大小、形状、硬度、重量与名称。先测试患侧,再测试健侧;或可用一不透光小布袋装入上述熟悉物件,令患者单手伸入袋子中触摸,嘱其说出1~2样物体的属性和名称。

(4)图形觉:图形觉是指辨认写于皮肤上的字或图形的能力。检查时患者闭目,用手指或其他东西(如笔杆)在患者皮肤上画一几何图形(如三角形、圆形或正方形等)或写简单的数字(1~9),由患者说出所写的图形或数字,应双侧对照实施。

(5)感觉忽略:感觉忽略是指在痛觉、触觉正常的情况下,身体两侧对称的部位同时受到刺激(用针尖、棉签或指尖)时,如顶叶病变,对侧躯体无感觉。

注意:①需先向患者充分说明检查的目的与方法,以取得充分配合。②检查时采取左右、近远端对比原则,从感觉缺失区向正常部位逐步移动检查。③被检者一般选择闭目,以避免主观因素或视觉辅助影响。④检查时需耐心细致,必要时可多次重复检查。

（二）特殊的感觉康复评定方法

1. FMA-S（the sensory subscale of the FMA） FMA-S 是 FMA 量表中关于感觉功能的子集，用于收集轻触觉及本体感觉数据。

2. Nottingham Sensory Assessment（NSA） Nottingham Sensory Assessment（NSA）是一种康复评定脑血管病患者躯体感觉障的标准化量表，主要检查患者的浅感觉、深感觉和复合感觉；EmNSA（Erasmus MC 修改版）是一种可靠的初诊筛查工具，可用于躯体感觉障碍的标准化康复评定，是一种简单、经济且相对便捷的康复评定量表。

二、视觉障碍的康复评定

卒中后视觉障碍主要表现为视野缺损、异常眼球活动、视力下降、复视、彩色视觉受损、阅读困难以及高级视觉处理障碍等。视觉对卒中患者的运动功能、认知能力、生活质量、心理情况、社会功能等产生深远影响。

视功能在许多重要的康复量表中常作为重要组成部分之一，如 NIHSS 评分、GCS 评分等，但以视功能为核心的量表较少，在国内临床工作中尚未得到广泛应用。目前临床上视觉障碍的康复评定主要包括视力表、视野检查等康复评定方式。其中，视野检查的粗略测量常由医师自身作为对照进行床旁检查；视野检查的精确测量则需使用视野计，常见的视野计包括：Goldmann 视野计、Fridmann 视野计、自动视野计等，可精确得出偏盲的类型。

三、听力障碍的康复评定

卒中后听觉障碍主要表现为听力丧失，同时常常伴有眩晕及脑干或小脑梗死相关的其他功能缺损。床旁听力康复评定可辅助检查，测听仪比床旁听力康复评定更为敏感。神经耳科学测试可通过分析和检测进一步明确前庭功能障碍的类型。另外，实际的测试还包括：双耳分听测试、听觉定位测试。

（一）双耳分听测试

本测试由 30 对同时出现的双音节单词组成，测试过程一个单词在左耳播放，另一个在右侧，两侧音量大小相同。要求被测试者同时听取两侧所播放的单词，并说出。

（二）听觉定位测试

本测试包含 60 个刺激点，刺激播放声音范围为 20 ~ 10 000Hz，2 秒出现一次，其中包括 100ms 的声音加大和减小时间。利用耳间时差模拟了 5 个不同的方位位置（每个位置 12 个声音），创建了 1 个中心位置和 4 个侧面位置，每个半球 2 个。测试过程中，要求受试者精确指出声音在附着于耳机上的刻度半圆上的感知位置（从顶点的 0 到每只耳朵的 90），通过比较实际与设定位置之间的角度差值，康复评定听觉定位功能损伤程度。

（吴　毅）

第三节　脑血管病感觉障碍康复治疗

机体无时无刻不在接收外界的各种复杂信息，由不同感官所引起的身体和环境信息的整合是机体达到最佳运动功能的基础。失去正常的感觉处理能力将严重阻碍机体与事物及外界环境的互动,所以感觉信号的正常传入、处理和传出至关重要。不可否认,目前卒中后的康复训练多集中于运动训练。事实上,没有可以被视为纯粹运动的运动训练,因为任何类型的运动刺激在不同程度上意味着感觉信息的整合。临床上习惯性从纯粹"运动"的角度考虑躯体的康复训练,而忽略感觉输入在整体运动中的辅助作用。实际上,感觉障碍的康复在脑血管病的运动康复中也起着重要作用。

对于感觉障碍的康复治疗理论多种多样,大多数方法都建立于神经的可塑性理论和皮质重组理论。另外,还包括双侧大脑半球之间的皮层联系与交互影响。以刺激输入为主的干预方式与动作电位、信号输入强化、中间神经元连接相关联。以识别训练为主的干预方式则强调神经重塑和学习理论,如感知学习。本章重点介绍一般躯体感觉障碍的康复治疗。

一、躯体感觉障碍的康复

临床上,常通过不同的方法来刺激和加强康复过程中患者躯体感觉的恢复。目前常用的感觉刺激方法包括反复触摸各种刺激、振动刺激、关节活动、经皮电刺激、间歇性气压疗法等。除此之外,近年来,功能性电刺激、镜像疗法、虚拟现实技术及增强现实技术也逐步运用于卒中后感觉障碍的康复治疗中。但目前对于感觉障碍进行康复训练的临床研究相对较少,证据尚欠充分。

(一)浅感觉障碍的训练

浅感觉障碍的训练以对皮肤施加感觉刺激为重点,刺激的种类有叩打、轻拍、摩擦、轻擦等。对于感觉障碍严重的患者应施加比较剧烈的刺激。但切记不要由于过强刺激而导致患者痉挛,应小心把握刺激强度。常用的方法如下:

1. 针刺觉训练 患者仰卧位,让患者肢体保持放松。用大头针先轻轻地刺激患者皮肤,同时询问患者的感觉。刺激力度应缓慢加大,同时,治疗过程中应避免损伤表皮组织。

2. 温度觉训练 患者仰卧位,患侧肢体保持放松。治疗前准备好一盆冷水(10℃)和一盆温水(40℃),每个盆里放一条毛巾。治疗师可以单独使用一种温度刺激法(冷或热),也可以使用冷热交替刺激法,每次保持10~15秒。整个过程中需注意患者的反馈。

3. 轻触觉训练 患者仰卧位,在患侧肢体上轻拍、叩击,有节律地轻微触摸,拿毛刷沿着逆毛发的方向,快速而轻巧地摩擦感觉受损区的皮肤。

(二)深感觉障碍的训练

深感觉障碍严重影响康复预后,瘫痪肢体的肌张力在1个月以上不恢复者多数有深感觉障碍,可在多方面表现出不同程度的缺陷,如较差的目标精准性、多节段运动控制障碍、运动序列难以协调执行、复杂手指运动困难、行动迟缓等。根据经验,在多种感觉障碍类型中,关节位置觉的恢复难度较大。训练主要刺激包括肢体负重和关节压缩、肢体定位放置和控制等。肢体负重和关节压缩刺激了皮肤、皮下和关节的压力感受器;定位放置和控制均与运动控制能力和位置觉有关。除肢体负重和关节压缩可用于痉挛尚未完全消除的阶段外,其余各法均只适用于痉挛已完全消失,留下肌力不足的情况,且进行中不能过度用力,更不允许诱发痉挛。

（三）皮层复合感觉障碍的训练

皮层感觉障碍者主要通过实体觉训练让患者触摸不同形状、质地的物体，令其分辨。实体感觉训练效果受多种因素影响，如年龄、智力、文化背景、职业和内在机动性及积极性等。实体觉训练应在安静的治疗室中进行，治疗全程遵循由简到繁、由易到难的训练原则，通常分为3个阶段进行。

1. 识别物品　患者闭目，治疗师从不同的积木中选出一个放在患者手中，让其尽可能地描述手中的物体特征，如它是扁的、光滑的、冷的、正方形的等。然后让患者睁开眼睛，如有遗漏，则继续补充描述其特点。可用健侧手重复上述训练，记录正确识别所需时间，作为对比参考。触摸识别应从形状简单、体积较大且质地相同的目标开始，逐渐过渡到形状复杂、体积较小且质地不同目标。最初可将物品放到患者手中，往后可要求患者从许多物品中摸索出指定的物品进行匹配。在选择匹配作业中，应逐渐增加物品的数量。

2. 识别物品的质地　首先选择形状相同但质地不同的物品，如皮、毡、砂纸、塑料等进行识别比较。从差异明显的材料开始比较，如丝绒和粗砂纸的比较。随着触觉识别能力的提高，再识别两者质地差别细微、分辨难度较大的物品，如比较天鹅绒和棉絮。

3. 识别日常生活用品　从识别较大的物品开始，如电插销、火柴盒、羽毛球等，逐步过渡到识别小巧的物品，如硬币、大头针、纽扣等。可以将这些物品混合放在一只盛有豆子或沙子的盆里以增加识别难度。此外，在此阶段应增加识别速度的训练，要求患者在规定时间内完成相应数量的生活用品识别，并逐步缩短时间、增加单位时间内的物品识别数量。

二、视觉障碍的康复

脑血管病视觉障碍可引起包括康复进程、阅读、驾驶、独立性等多方面的问题，大致可分为四种视觉功能受损：中心视力下降、周边视野缺损、眼球运动障碍以及视觉空间或感知障碍。其中，视野缺损在脑血管病几周或几个月内通常会发生一定程度的自然恢复。其原因多与脑水肿消退、梗死区周围缺血半暗带部分恢复、神经功能重新联系、病变位置附近与远端未受损神经的神经传递恢复等因素相关。但这种自发性改善会随着时间推移逐渐减少，且恢复程度存在较大差异。

临床上为患者提供的视觉康复治疗很大程度上取决于这些患者的个体需求。卒中后视觉障碍的康复主要有三种方法：替代疗法、适应疗法或自然恢复。替代疗法是指利用装置来改变视野，例如棱镜、眼贴或放大镜。适应疗法旨在通过训练、提示来改变患者的行为方式从而适应视觉障碍。相比之下，视觉搜索训练是获益最佳的康复方式。常用的具体方法举例说明如下：

（一）替代疗法

利用棱镜、眼贴或放大镜等辅助器械扭曲或替换部分完好的视野，以弥补受损区视野，从而达到改善整体视觉水平的目的。其中棱镜最常被应用，在具体安装中有单目、双目、全透镜及盲侧等形式可选。患者将自身视线对准棱即可获得缺损的目标视野。

（二）适应疗法

卒中后视觉障碍的患者会产生明显的自我适应，通常表现为对盲区额外扫视。伴有偏侧视觉忽略的患者对中心点的判断会偏向健侧；不伴有偏侧视觉忽略的患者则相反。眼动疗法会通过一些眼球的移动控制训练改变眼球的运动策略，修正患者的中心偏移，从而提升整体的视觉表现。视觉搜索训练即为一种常见的眼动疗法，即令患者在盲区内识别物体或扫看盲侧，训练总时长约20小时后即可初见成效。

（三）视野恢复疗法

不同于替代疗法及适应疗法将受损部分的视觉信息带入无损伤部分处理的训练原理，即以视觉代偿的方式获得总体功能进步，视觉恢复疗法以扩大整体视野，恢复受损视野内的视觉能力作为治疗目的。该种疗法以家庭康复为基础，通过特定的视觉刺激模式在日常生活中不断刺激视区与盲区的交界处，从而增加视野范围。多项临床测试证明，患者的视野确有变化。然而，这种改善改善机制是通过治疗重组获得的视觉皮层水平上的改善，还是归因于眼球的隐蔽运动尚存较多争议。

三、听觉障碍的康复

听力障碍是急性脑血管病的主要沟通障碍之一。大部分患者在脑血管病1年内出现部分或全部恢复。目前，尚没有充足的证据证实相关干预对脑血管病听觉障碍有效。有少量研究表明，对于卒中后的单侧听觉忽略障碍康复，或可在针对单侧视觉忽略的棱镜适应训练中获益。其内在机制可能为视觉与听觉注意力依赖于超模式注意网络，在空间和非空间注意任务下，二者涉及相同的皮质区域，可能共享一个注意网络。另外，大脑右侧主导的腹侧注意系统向左侧大脑顶叶转移也是其可能机制之一，然而其确切疗效尚缺少足够的证据支持。临床上针对听觉障碍尚无标准化的康复方案。

（吴　毅）

参 考 文 献

［1］ROWE F J, WRIGHT D, BRAND D, et al.A prospective profile of visual field loss following stroke：prevalence, type, rehabilitation, and outcome.BioMed Research International, 2013, 2013：719096.

［2］Tyson SF, Hanley M, Chillala J, et al.Sensory loss in hospital-admitted people with stroke：characteristics, associated factors, and relationship with function.Neurorehabil Neural Repair, 2008, 22（2）：166-172.

［3］SCHUHFRIED O, CREVENNA R, FIALKA-MOSER V, et al.Non-invasive neuromuscular electrical stimulation in patients with central nervous system lesions：an educational review.Journal of Rehabilitation Medicine, 2012, 44（2）：99-105.

［4］PERVANE VURAL S, NAKIPOGLU YUZER G F, SEZGIN OZCAN D, et al.Effects of Mirror Therapy in Stroke Patients With Complex Regional Pain Syndrome Type 1：A Randomized Controlled Study.Archives of Physical Medicine and Rehabilitation, 2016, 97（4）：575-581.

［5］BARAM Y.Virtual sensory feedback for gait improvement in neurological patients.Frontiers in Neurology, 2013, 4：138.

［6］JONES S A, SHINTON R A.Improving outcome in stroke patients with visual problems.Age and Ageing, 2006, 35（6）：560-565.

［7］POLLOCK A, HAZELTON C, HENDERSON C A, et al.Interventions for visual field defects in patients with stroke.Stroke, 2012, 43（4）: e37-e38.

［8］Hyung Lee, Robert W Baloh.Sudden deafness in vertebrobasilar ischemia: clinical features, vascular topographical patterns and long-term outcome.J Neurol Sci, 2005, 228（1）: 99-104.

［9］Schofield T M, Leff A P.Rehabilitation of hemianopia.Current Opinion in Neurology, 2009, 22（1）: 36-40.

［10］Aman J E, Elangovan N, Yeh I, et al.The effectiveness of proprioceptive training for improving motor function: a systematic review.Frontiers in Human Neuroscience, 2015, 8: 1075.

［11］Tissieres I, Elamly M, Clarke S, et al.For Better or Worse: The Effect of Prismatic Adaptation on Auditory Neglect.Neural Plasticity, 2017, 2017: 1-11.

［12］Goble D J.Proprioceptive acuity assessment via joint position matching: from basic science to general practice. Phys Ther, 2010, 90（8）: 1176-1184.

第四章

脑血管病吞咽障碍康复

第一节 吞咽功能康复评定

吞咽障碍是脑血管病患者常见的并发症,尽管发生率达到 50%~78%,但临床上常常被漏诊。吞咽障碍导致患者住院时间延长,并发症增加。脑血管病导致的吞咽障碍常常发生在急性期,大约一半的患者在 1 周内自然恢复。半球脑血管病导致吞咽障碍的发生率低于脑干卒中。吞咽障碍的恢复与未损伤侧半球的可塑性有关。因此,应重视急性期吞咽障碍患者的确诊和处理。另外,还要重视急性期后患者仍存在吞咽障碍的影响因素,这些因素与患者可能继发的复杂情况相关,如营养不良、误吸、肺炎,甚至窒息死亡。

吞咽障碍临床康复评定的目的是为了确定吞咽障碍是否存在;提供吞咽障碍的解剖和生理学依据;确定患者有关误吸的危险因素,预防误吸的发生;明确是否需要改变营养方式,以改善营养状态;为进一步检查和治疗提供依据。另外,对吞咽障碍后的功能变化和代偿,要进行阶段性或治疗前后的康复评定;而对吞咽障碍和康复机制的深入研究,则要求有较为全面的检测和更为客观的检查作为康复评定的基础。吞咽功能的康复评定包括筛查、临床康复评定及仪器康复评定。

一、筛查

康复评定流程建议由筛查开始,并作为工作常规,初步判断是否存在吞咽障碍及其风险程度,如果有或高度怀疑,则做进一步的临床功能康复评定和/或仪器检查。

筛查可以初步了解患者是否存在吞咽障碍以及障碍的程度,如咳嗽、食物是否从气管套管溢出等表现。其主要目的是找出吞咽障碍的高危人群,决定是否需要做进一步检查。建议在一些常见疾病和特殊人群如脑血管病、气管切开患者、老年虚弱等人群中常规开展吞咽障碍的筛查。筛查方法包括检查法和量表法。

(一)反复唾液吞咽试验

是一种康复评定反复吞咽的能力,与误咽的相关性高,也是一种安全的筛查。

(二)饮水试验

由日本人洼田俊夫在 1982 年设计后提出,通过饮用 30mL 水来筛查患者有无吞咽障碍及其程度,安全快捷。

(三)改良饮水试验

采用饮用 3mL 水筛查,降低因筛查带来的误吸风险,可在饮水试验前实施。

(四)染料测试

对于合并有气管切开的患者,可以利用蓝色/绿色食用染料测试,是筛查有无误吸的一种方法。

(五)进食康复评定问卷调查

进食康复评定问卷调查(Eating Assessment Tool, EAT-10)有 10 项吞咽障碍相关问题。

每项评分分为 4 个等级，0 分无障碍，4 分严重障碍，一般总分在 3 分及以上视为吞咽功能异常。EAT-10 有助于识别误吸的征兆、隐性误吸、异常吞咽的体征。与饮水试验合用，可提高筛查试验的敏感性和特异性。

二、临床康复评定

临床吞咽康复评定（clinical swallow evaluation，CSE）称为非仪器康复评定（clinical non-instrumental evaluation）或床旁检查（bedside examination）。CSE 视为所有确诊或疑似吞咽障碍患者干预的必要组成部分。CSE 包括全面的病史、口颜面功能和喉部功能康复评定，以及进食康复评定三部分。

（一）全面的病史康复评定

1. 吞咽相关的病史查阅　患者的主诉、病史、服药史、疾病转归、医疗程序等一般情况的康复评定。

2. 主观康复评定　患者精神状态、合作度、认知、沟通能力、目前营养状况、口腔卫生、呼吸功能、一般运动功能康复评定。其中患者本人和家属意愿也需要被纳入考量。

3. 精神状态　包括患者的清醒程度和意识水平，确认患者意识水平的变化，确认患者是否可在清醒状态下进食。临床常用格拉斯哥昏迷量表（Glasgow Coma Scale，GCS）来康复评定意识状态。

4. 依从性　患者可以在活动中维持足够的注意力和配合治疗师的程度。

5. 认知功能康复评定　包括患者的判断力、定向感、记忆力、抽象思考和计算等能力。临床上通常使用 MOCA、MMSE、JOMAC 方法来进行认知整体测试。

6. 沟通能力　患者目前的沟通水平和所使用的沟通方式，以及沟通效度。包括听理解、口语表达、符号辨识和使用（例如：相片、图形、文字等）、非口语的表达（例如：表情、动作手势等）。临床上常用 CRRCAE、WAB、ABC、中康版构音障碍检查、Frenchay 构音障碍康复评定法等。

7. 营养状况　患者的体重变化、体重指数（body mass index，BMI）、食物的摄入量；何种营养方式，如经口、管饲或其他。

8. 口腔卫生　口腔中的细菌生长是导致肺炎的主要原因，需要加以重视。口腔卫生康复评定主要检查口腔内是否有痰液黏附、食物残留，是否有溃疡、结痂、炎症、出血，牙齿是否缺损，是否有牙垢、牙石、假牙，假牙佩戴情况及更换时间。

9. 呼吸功能　严重的呼吸问题会影响吞咽，康复评定须包括气道的通畅性、呼吸方式、有无插管、气管套管种类、呼吸机的使用等。

10. 一般运动功能的康复评定　头颈部关节活动度，以及与吞咽相关的姿势保持与平衡能力、上肢功能和耐力等方面的康复评定。

（二）口颜面功能和喉部功能康复评定

1. 口颜面功能康复评定　包括唇、下颌、软腭、舌等与吞咽有关的解剖结构的检查，包括组织结构的完整性、对称性、感觉敏感度、运动功能等，以及咀嚼肌的力量。

2. 吞咽相关反射功能　包括吞咽反射、呕吐反射、咳嗽反射等检查。

3. 喉功能康复评定　喉的康复评定包括音质/音量的变化，发音控制/范围，主动的咳嗽/喉部的清理，喉上抬能力等方面。

（三）床旁进食康复评定（容积 - 黏度测试）

容积 - 黏度测试（volume-viscosity swallow test，V-VST）是 20 世纪 90 年代由西班牙人 Pere Clave 教授所设计，主要用于吞咽障碍安全性和有效性的风险康复评定，帮助患者选择摄取液体量最合适的容积和稠度。一般测试时选择的容积分为：少量（5mL）、中量（10mL）、多量（20mL）3 种；稠度分为：低稠度（水样）、中稠度（浓糊状）、高稠度（布丁状）。按照不同组合，完整测试共需 9 口进食，观察患者的吞咽情况，根据安全性有效性的指标判断进食有无风险。

1. 安全性方面的临床特征　提示患者可能存在误吸，导致呼吸系统并发症、肺炎的相关风险，基于安全性方面征象，以下指标可判断是否有必要增加稠度继续检测，或暂停测试。①咳嗽：吞咽相关的咳嗽提示部分食团已经进入呼吸道，可能发生了误吸；②音质变化：吞咽后声音变得湿润或沙哑，提示可能发生了渗漏或误吸；③血氧饱和度水平下降：基础血氧饱和度下降 5%，提示发生了误吸。

2. 有效性方面的临床特征　提示患者未摄取足够热量、营养和水分，可能导致营养不良和脱水等相关风险，因其不会使患者的健康受到威胁，故没有调整稠度的必要。基于有效性方面的特征，需进行以下相关记录：①唇部闭合，闭合不完全导致部分食团漏出；②口腔残留，提示舌的运送能力受损，导致吞咽效率低；③咽部残留，提示咽部食团清除能力受限；④分次吞咽，无法通过单次吞咽动作吞下食团，降低摄取有效性。

3. 适应证与禁忌证　注意力良好、合作、没有呼吸问题或身体不适，在体格检查中有喉上抬的患者比较适合做进食康复评定。有保护气道的能力；有足够的体力 / 耐力完成进食康复评定。气管切开患者在进行此项康复评定时应准备吸痰设备，言语治疗师应接受过吸痰的培训，以确保需要时能够提供支持。相对禁忌证包括患者若有呼吸道问题、精神状况下降和不合作的情形，不建议进行此康复评定。同时，是否需要做进食康复评定也受当时条件的影响。

对于没有仪器康复评定条件的单位，临床吞咽康复评定结束就意味着吞咽障碍基本康复评定结束。但值得注意的是，吞咽的口腔期通常能很好地量化，比较全面地进行临床检查，但以此来推断吞咽的咽期却是比较难的，此类情况对咽期进行可视化的影像学康复评定是非常必要的，可申请转诊至有仪器康复评定条件的单位做进一步检查。

三、仪器康复评定

吞咽造影录像检查（video fluoroscopic swallowing study，VFSS）、软式喉内镜吞咽功能检查（flexible endoscopic examination of swallowing，FEES）是吞咽障碍的"金标准"。应用这些设备的检查能更直观、准确地康复评定口腔期、咽期和食管期的吞咽情况，了解吞咽气道保护功能的完整情况，对于诊断、干预手段的选择和咽期吞咽障碍的管理意义重大。

（一）吞咽造影录像检查

吞咽造影录像检查（video fluoroscopic swallowing study，VFSS）是在模拟生理进食时，观测有无异常的病理变化。在 X 线透视下，针对口、咽、喉、食管的吞咽运动所进行的特殊造影，可以通过录像来动态记录所看到的影像，并加以定性和定量分析的一种检查方法。VFSS 是检查吞咽功能最常用的方法，被认为是吞咽障碍检查和诊断的"金标准"。该方法可对整个吞咽过程进行详细的康复评定和分析，通过观察侧位及正位成像可对吞咽的不同阶段（包括口腔准备期、口腔推送期、咽期、食管期）的情况进行康复评定，也能对舌、软腭、咽部和喉部的解剖结构和食团的运送过程进行观察。借助软件也可对吞咽的整个过程进行时间学和运动学参数分析。在检查过程中，专业人员可以指导患者在不同姿势下（尤其是改变头部的位置）进食，以观察何种姿势更适合患者；如发现吞咽障碍，则采用针对性的干预措施，并观察其干预效果。

该方法适用于有可疑吞咽障碍的患者，但无吞咽动作、不能经口进食以及无法被转运到放射科的患者不适合做此检查。如果再次做吞咽造影录像检查也不能发现新的或者有用的信息时，不需要重复检查，在判断隐性误吸方面，VFSS 具有至关重要的作用。VFSS 也有许多不足之处：包括转送患者到放射科费时、费力；被迫接受 X 射线的辐射；需要患者的密切配合；不能定量分析咽肌收缩力和食团内压；也不能反映咽的感觉功能。

VFSS 一般由放射科医师和言语治疗师或主管医生合作完成。有条件的单位可以开展吞咽造影的量化分析。造影检查的专业人员必须通过正规培训。造影检查前需充分向患者说明目的、方法和风险，签署知情同意书。X 线对人体有多种不良作用，在获取足够诊断/治疗信息的前提下，检查时应尽量减少患者的辐射暴露时间。

（二）软式喉内镜吞咽功能检查

通过软管喉镜，在监视器直视下观察患者基本自然的状态下平静呼吸、用力呼吸、咳嗽、说话和食物吞咽过程中鼻、咽部、喉部各结构如会厌、杓状软骨和声带等的功能状况；了解进食时色素食团残留的位置及量，判断是否存在渗漏/误侵或误吸，可在一段时间内多次重复康复评定各种吞咽策略的效果，包括头的转向、屏气等方式。附带的视频系统可以将内镜所见内容录制，可反复观看，详细分析。

FEES 是检查吞咽时气道保护性吞咽反射和食团运输功能的一种重要方法，对吞咽障碍的诊断和治疗具有指导意义。FEES 较 VFSS 能更好地反映咽喉部解剖结构及分泌物积聚情况，适用于颅神经病变、手术后或外伤及解剖结构异常所造成的吞咽功能障碍，也适用于误吸等各种吞咽障碍患者。但是 FEES 并不能直接观察食团运送的全过程，仅能通过食团吞咽后在咽部分布的间接信息来判断吞咽的效果，不能直接观察环咽肌的开放情况。因此，FEES 对吞咽器官之间的协调性不能作出直观康复评定。此外，当吞咽的量达到最大或食物盖住喉镜镜头时，内镜将不能成像。

FEES 检查的另一优点是无 X 线辐射，因此可反复进行检查，且每次检测时间在患者耐受的情况下可长于 VFSS。FEES 设备携带方便，可床边检查，使用率高。此外，FESS 能反映杓状会厌襞的感觉功能或功能不全，同时反映口咽对食团的感知觉程度。

（窦祖林）

第二节　吞咽障碍康复

脑血管病吞咽障碍治疗的目标包括：①保证脑血管病患者的营养及水分；②预防误吸相关的并发症；③尽可能促进吞咽功能的恢复。

吞咽障碍治疗策略：①调整食物质地，增加经口进食安全；②采用低风险进食方式及代偿策略来预防并发症如误吸和呛咳的发生；③监控经口进食量，预防脱水的发生；④补充饮食来保证足够的营养；⑤对于不能吞咽的患者采用管饲；⑥针对不同吞咽障碍的发生机制进行不同的康复训练。

一、口腔感觉训练技术

这是针对口腔期吞咽障碍患者的口腔浅深感觉、反射异常设计的一系列训练技术，旨在帮助改善口腔器官的各种感觉。目前行之有效的口腔感觉技术包括冷刺激训练、嗅觉刺激、味觉刺激、口面部振动刺激、气脉冲感觉刺激、冰酸刺激、K点刺激、深层咽肌神经刺激、改良振动棒深感觉训练等，临床实践效果满意。

（一）冷刺激训练

冰棉棒刺激或冰水漱口是一种特别的感觉刺激，此法适用于口腔感觉较差的患者。

（二）嗅觉刺激

嗅觉刺激多用芳香味刺激物，故又称"芳香疗法"。芳香疗法是通过芳香物质中的小分子物质（芳香小分子）刺激嗅觉来达到对嗅觉的调节及对嗅觉信息传递的促进作用，包括黑胡椒、薄荷脑刺激。

（三）味觉刺激

舌的味觉是一种特殊的化学性感觉刺激，通常舌尖对甜味敏感，舌根部感受苦味，舌两侧易感受酸味刺激，舌体对咸味与痛觉敏感。将不同味道的食物放置于舌部相应味蕾敏感区域，可以增强外周感觉的传入，从而兴奋吞咽皮质，改善吞咽功能。

（四）口面部振动刺激

用改良的振动棒刷擦口腔内颊部、舌部或面部，给予这些部位深感觉刺激，提高口颜部的运动协调能力。此方法的刺激范围较手工操作刺激广，振动频率和强度可随时调节，适用于不同年龄段的吞咽障碍患者。

（五）气脉冲感觉刺激

通过气流冲击刺激口咽腔黏膜诱发吞咽反射，提高口咽腔黏膜敏感性，加快吞咽启动。与电刺激相比，气体刺激患者无不适感，且无误吸风险，安全性高，尤其适用于因严重认知障碍不能配合其他治疗的成人及儿童患者。

（六）冰酸刺激

吞咽前在腭舌弓给予冰酸刺激，可以提高口咽对食团知觉的敏感度，减少口腔过多的唾液分泌，通过刺激脑干的激活系统，提高对食物的感知和对进食吞咽的注意力。本训练适用于口腔温度觉、味觉感觉差的患者。

（七）K点刺激

K点（K point）位于后磨牙三角的高度，腭舌弓和翼突下颌帆的中央位置。可选择专用的小岛勺、普通棉棒活手指等方法刺激该点。目的是促进张口和诱发吞咽反射，适用于上运动神经元损伤后张口困难的患者，对于认知障碍及理解力下降的患者也可用。

（八）深层咽肌神经刺激

该方法利用一系列的冰冻柠檬棒刺激，改善咽喉的反射功能，刺激时着重强调三个反射区：舌根部、软腭、上咽与中咽缩肌，强化口腔肌肉功能与咽喉反射。

（九）改良振动棒深感觉训练

利用改良振动棒可提供口腔振动感觉刺激，通过振动刺激深感觉的传入，反射性强化运动传出，改善口腔颜面运动协调功能。此种训练在临床实践中并未出现任何不良反应，配合度高、依从性好的患者也可以在家中训练。

二、口腔运动训练技术

（一）口腔器官运动体操

徒手或借助简单小工具做唇、舌的练习，借以加强唇、舌、上下颌的运动控制、稳定性及协调、力量，提高进食咀嚼的功能。

（二）舌压抗阻反馈训练

通过应用舌抗阻反馈训练装置改善舌流体静压，提高舌活动能力的一种训练方法，常用工具有 IOPI（美国产）、JMS（日本产），也可以使用带有水囊的导管自制。这是一种直观地将患者舌上抬抗阻能力通过压力值显示的正反馈训练技术。

（三）舌肌主被动康复训练

使用舌肌康复训练器（吸舌器）被动牵拉或舌活动时施加助力、阻力，提高舌肌力量。不仅用于牵拉舌，也可在唇、舌、面颊部等肌肉运动感觉训练中使用。

（四）Masako 训练法

吞咽时，通过对舌的制动，使咽后壁向前运动与舌根部相贴近，增加咽的压力，加快食团推进。可增加舌根的力量，延长舌根与咽喉壁的接触时间，促进咽后壁肌群代偿性向前运动。

（五）Shaker 锻炼

又称抬头训练，目的是提高食管上段括约肌开放的时间和宽度，促进清除吞咽后因食管上段括约肌开放不全而引起的咽部残留食物。

综上所述，口腔感觉运动训练的适应证包括唇闭合障碍、张口障碍、舌无力无法伸出唇外、软腭上抬幅度不足等运动障碍，以及口腔感觉障碍，流涎、食物在口腔弥散不能形成食团、食物无法被运送到咽部等口腔期吞咽障碍。强化感觉刺激通过增加脑干吞咽中枢的感觉信息输入，更早触发吞咽活动，感觉输入对吞咽的启动和调节至关重要。

三、气道保护手法

气道保护手法主要包括：保护气管的声门上吞咽法及超声门上吞咽法，增加吞咽通道压力的用力吞咽法，延长吞咽时间的门德尔松吞咽法等。

（一）声门上吞咽法

在吞咽前及吞咽时通过气道关闭，防止食物及液体误吸，吞咽后立即咳嗽，清除残留在声带处食物的一项气道保护技术。患者需在清醒且放松状态下施行，还必须能遵从简单指令。

（二）超声门上吞咽法

让患者在吞咽前或吞咽时，将杓状软骨向前倾至会厌软骨底部，并让假声带紧密闭合，使呼吸道入口主动关闭。呼吸道入口闭合不足的患者，特别适合做过喉声门上切除术的患者。

（三）用力吞咽法

在咽期吞咽时，为了增加舌根向后的运动而制定。多次干吞少量残留在咽喉的食物可被清除掉，并借此改善会厌软骨清除食团的能力。

（四）门德尔松吞咽法

该法通过被动抬升喉，可以增加环咽肌开放的时间与宽度，避免误吸，改善整体吞咽的协调性。

四、低频电刺激

目前较多使用的有神经肌肉电刺激疗法、经皮神经电刺激疗法、电针灸等。

（一）神经肌肉电刺激疗法

包括刺激完整的外周运动神经来激活所支配肌肉的电刺激以及直接激活去神经支配的肌肉纤维的电刺激。主要治疗目标是强化无力肌肉及进行感觉刺激，帮助恢复喉上抬运动控制、延缓肌肉萎缩、改善局部血流。电极的贴敷位置相当重要，贴敷位置不当会影响治疗的效果。

（二）经皮神经电刺激疗法

一般为便携式刺激器，应用于体表，刺激感觉神经，用于吞咽障碍治疗，可以改善吞咽的安全性。

（三）手持式感应电刺激

感应电流是利用电磁感应原理产生的一种双相、不对称的低频脉冲电流。采用手持式电棒结合感应电刺激，通过移动电极刺激舌内肌群、软腭、咽肌等传统电刺激无法刺激的口腔内肌肉，能改善患者的舌骨运动范围和降低误吸风险。目前感应电移动法主要在国内的应用是以肌力下降为主的真性延髓麻痹患者（包括延髓麻痹和鼻咽癌放疗后吞咽障碍的患者），以及吞咽延迟或吞咽反射消失等模式非正常化的假性延髓麻痹患者。

五、表面肌电生物反馈训练

吞咽动作是口腔、咽部和喉部许多小肌肉复杂的协调运动过程，直接观察这些复杂的肌肉运动比较困难。通过电子仪器记录口咽喉部表面肌肉的肌电信号，以视、听等方式显示并反馈给患者，根据这种反馈信号及治疗师的语言提示，使患者学会控制这些肌肉活动，训练患者提高吞咽肌群的力量和协调性。

六、导管球囊扩张术

导管球囊扩张术适用于环咽肌或贲门失弛缓症，用适当号数球囊导管经鼻孔或口腔插入食管，在食管入口处，用分级注水或注气的方式充盈球囊，通过间歇性牵拉环咽肌，激活脑干与大脑的神经网络调控，恢复吞咽功能，主要应用于神经疾病导致的环咽肌功能障碍患者。现已发展经口、经鼻两种途径扩张，有主动、被动扩张之分。具有诱发吞咽动作；训练吞咽动作的协调性；强化吞咽肌群的力量；刺激咽喉部及环咽肌的感觉；扩大环咽肌直径。

改良的导管球囊扩张技术相当安全可靠，成本低廉，操作简单，患者依从性高，大量临床实践表明疗效肯定。尽管医生、护士、言语治疗师均可操作，但要获得比较好的疗效，严格掌握适应证很有必要，作为一种适宜治疗技术，应避免泛用、误用及滥用。

七、通气吞咽说话瓣膜

在气管切开患者中，在气管套管口安放一个单向通气阀，吸气时瓣膜开放，吸气末瓣膜关闭，呼气时气流经声带、口鼻而出，改善吞咽和说话功能，这种装置称之为通气吞咽说话瓣膜，简称说话瓣膜。除直接恢复语言交流外，它还具有下列作用：

1. 改善咳嗽反射　上呼吸道有气流通过，改善呼吸道的感觉功能，使患者能感受到有分泌物的存在,并意识到必须清除。

2. 提高嗅觉、味觉功能　呼气时气流流经鼻腔或口腔可刺激相应的嗅觉和味觉感受器,从而提高嗅觉和味觉的功能。

3. 提高呼吸功能　安装说话瓣膜后,可进行正常咳嗽和呼吸训练,减少肺部感染,加快拔除气管套管的进程。

4. 改善焦虑、躁动等心理障碍。

5. 适应证与禁忌证　说话瓣膜适应于患者清醒,有恢复语言交流的愿望;需要吞咽治疗的患者,如神经系统疾病;没有明显气管阻塞的双侧声带麻痹;闭合性头颅损伤或创伤不能耐受全部堵住气管套管开口的患者。

在下列情况下禁用或慎用:意识障碍;不能放气的带气囊的套管;气囊为泡沫气囊套管;严重的气道梗阻;喉切除术或喉气管分离术后;气管套管周围不能通过气流;分泌物较多;严重误吸危险;肺顺应性严重下降。

长期留置气管套管给患者说话、吞咽、功能活动、护理等康复治疗与临床治疗带来很大的影响。吞咽通气说话瓣膜为顺利拔出气管套管创造了条件。吞咽通气说话瓣膜的使用必须依靠康复团队的合作;对于使用呼吸机的患者,要早期使用吞咽通气说话瓣膜(24~72h),这是撤机成功的关键;撤机后佩戴说话瓣膜,呼吸、咳嗽与吞咽训练同步进行;要提高使用说话瓣膜的质量,使用者家属必须要经过正规训练;随时康复评定,随时解决临床上出现的问题非常重要。

八、代偿性方法

旨在用一定方式代偿口咽功能,改善食团摄入,而不会改变潜在的吞咽生理的治疗技术。专家们认为下列代偿技术优先推荐。包括食物调整、姿势调整、进食工具的选择、环境改造。

(一)食物调整

食物的性状影响吞咽的过程,通过调节食物的性状可以让部分吞咽患者安全有效的进食。

1. 液体稠度的调整　根据吞咽造影录像检查结果,针对单纯饮水呛咳的患者,可以加凝固粉(目前市面此类产品基本上分为改良淀粉和黄原胶两类,但商品名称不一)将液体(果汁、牛奶、茶、汤等)增稠,减少误吸和呛咳的机会。

2. 食物质地调整　根据康复评定来选择食物质地,如软食、切碎的食物、爽滑的浓流质、稀流质。食物质地可参照国际吞咽障碍者膳食标准行动委员会(IDDSI)建议的质构等级,把食物分为8个等级。

3. 一口量的调整　调整每口进入口腔的食物,旨在利于口腔期食团形成、食团向咽腔推送以及顺利进入食管,推荐的进食一口量为5~20mL。建议行V-VST或VFSS检查后选择合适的一口量。

食物质地与性状的调配对于能经口进食的吞咽障碍患者而言是确保安全有效进食的先决条件之一,家属和患者的观念改变是实际生活中成功的关键。

(二)吞咽姿势的调整

在吞咽时通过头颈等部位的姿势调整使吞咽通道的走向、腔径的大小和某些吞咽器官的组成结构(如喉、舌、杓状软骨)的位置有所改变和移动,避免误吸和残留,消除症状的方法。此方法能保持患者的正常生理功能,不需要患者在吞咽时进行特别的用力。适用于神经系统疾病(如脑血管病)、头颈部肿瘤术后等情况。不同年龄的患者均可采用,无副作用。

采用吞咽姿势调整的方法,最好在吞咽造影录像检查时,先观察有效的吞咽姿势,然后再选取这种有效姿势进行训练。吞咽姿势调整的方法一般仅作为暂时性使用,逐步过渡到符合正常吞咽姿势进食后应停用。

(三)进食工具的调整

根据康复评定结果,对于儿童而言,选择母乳喂养、奶瓶喂养、茶匙、杯子、吸管或其他喂食工具,对于成人选择杯子、勺子、吸管、缺口杯或运动水杯等,专家们提醒进食工具应充分考虑安全,方便适用。

(四)环境改造

环境的调节如减少干扰、降低噪音、增亮照明、促进社交互动,可以改善进食体验。医务人员应学会行为干预治疗,辨别哪种行为策略能改良饮食过程,并告知小组其他人员。其中包括进食前、中、后的情境策略;言语提示;书面提示和标志;身体提示;视觉提示等。

代偿方法是吞咽康复的重要组成部分,应与促进吞咽功能的方法连用,尽可能达到安全有效的进食,应根据患者的不同而采取精准的方法。

九、外科手术治疗

对于经康复治疗无效/代偿无效的严重的吞咽障碍以及误吸,可以采取外科手术治疗,包括如下方式:

改善误吸,重建气道保护手术

1. 气管切开术+带气囊套管置入　适用于近期内无法解决的严重误吸;肺部感染,分泌物多,自主咳嗽咳痰能力差;呼吸功能减退,需要呼吸机辅助通气。

2. 声带内移手术　有利于声门闭合的手术,适用于喉感觉基本正常,合并单侧声带麻痹,下呼吸道反复感染病例。手术方法包括:声带填充术(适合声门关闭缝隙较小者),声门裂关闭缝隙较大者适宜采用Ⅰ型甲状软骨成型+声带内移术,有时可以辅以杓状软骨内旋术,以改善声门后部的关闭。声带内移术式对患者发音功能的改善也有很大帮助。

3. 喉关闭术　适用于喉感觉消失,下呼吸道反复严重感染,原发疾病的病程不可逆转,经过气管切开术+带气囊套管置入、声带内移手术失败的病例,是一类将上气道和上消化道永久分隔开的手术。术后需要永久性气管切开或造口术,正常自然说话的功能也将丧失。

4. 喉气管离断术　适应证同喉关闭术,手术分成为气管上断端与食管吻合分流和不分流两种类型。前者有助于潴留于咽部的唾液和液体经过喉腔分流到食管。和喉关闭术不同,一旦原发病好转、喉防御功能恢复,离断的气管可以重新端-端吻合,恢复上气道的正常通气功能,尤其适合儿童和部分中青年患者。

5. 环咽肌切断术　适用于长期康复治疗无效/代偿无效,明确有环咽肌失迟缓的病例,包括经口入路手术和经颈外入路两种途径的手术。目前最常用的术式是经口内镜下激光辅助环咽肌切断术。

6. 喉悬吊术　适用于长期康复治疗无效/代偿无效,明确有喉上提不能的吞咽障碍病例。

7. 鼻咽关闭术　适用于长期康复治疗无效/代偿无效,一侧咽部麻痹伴有严重麻痹侧鼻咽反流的病例。目前较少开展。

（窦祖林）

第三节　吞咽障碍患者营养支持

营养是吞咽障碍患者需要首先解决的问题,如无禁忌,推荐使用肠内营养。对于肠内营养不能满足或有禁忌的患者,可选择部分肠外营养或全肠外营养。

一、营养给予方式

肠内营养方面医生应该根据患者营养的主客观康复评定指标及功能状况选择经口进食、经鼻胃管喂食,也可间歇性经口胃管或食管喂食。胃食管反流严重者可经鼻肠管喂食、经皮内镜胃造瘘术给予胃空肠喂养,或全肠道外营养等。由于患者可能会误吸反流的肠内喂养食物,替代的喂养方式并不能杜绝误吸的发生。根据国内外的报道,结合中国的文化,留置鼻胃管超过4周的患者,建议给予胃造瘘术,通过胃管实施直接胃或空肠喂养。医护人员要帮助患者理解自身病情,告知其自身健康(呼吸、营养、补液等方面)可能因此受到的影响和预后。

二、营养给予的量

对于病情平稳的吞咽障碍患者,根据活动和消耗情况推荐 $25\sim35$kcal/$(kg\cdot d^{-1})$,对于重症、病情不平稳的患者,可适当减少热量至标准热量的80%左右。蛋白质的供给按$1\sim2$g/$(kg\cdot d^{-1})$标准,水的供给参考标准为30mL/$(kg\cdot d^{-1})$,根据情况增减。对于管饲患者,普通食物经加水稀释成流质食物后能量密度较低,往往达不到目标量,建议使用专用肠内营养素提高能量密度。特别是对于反流误吸严重的患者,推荐使用高能量密度肠内营养。

注意事项:无论采取间歇或连续滴注做胃内喂养,患者应采取半卧位以免发生误吸气管的危险,胃内滴注的肠内营养浓度、体积与速率必须从低值逐渐调节至患者能耐受及可满足需要时为止。肠内管饲可用间歇或连续输注,一般不用一次投给法。

（窦祖林）

参 考 文 献

[1] 张通.脑卒中的功能障碍与康复.北京:科学技术文献出版社,2006.

[2] 中华医学会神经病学分会神经康复学组,中华医学会神经病学分会脑血管病学组,卫生部脑卒中筛查与防治工程委员会办公室,等.中国脑卒中康复治疗指南(2011完全版).中国康复理论与实践,2012(04):301-318.

[3] Sarah Hoffmann, Hendrik Harms, Lena Ulm, et al.Stroke-induced immunodepression and dysphagia

independently predict stroke-associated pneumonia-The PREDICT study.J Cereb Blood Flow Metab, 2017, 37（12）: 3671-3682.

［4］Sabrina A Eltringham, Karen Kilner, Melanie Gee, et al.Impact of Dysphagia Assessment and Management on Risk of Stroke-Associated Pneumonia: A Systematic Review.Cerebrovasc Dis, 2018, 46（3-4）: 99-107.

［5］朱镛连.神经康复学.2版.北京:人民军医出版社,2003.

第五章 脑血管病失语症康复

第一节 概　　述

一、失语症的定义

（一）定义

失语症是指因与语言功能有关的脑组织病变或损伤造成患者对已获得的人类进行交流的符号系统的理解和表达能力的损害，尤其是语音、字、词、语法等语言成分、语言结构和语言意义的理解和表达障碍，以及语言加工过程中相关的认知功能减退和损害。这种损害表现为不同程度的听、说、读、写，以及应用手势进行交流能力的障碍。

（二）术语解释

交流的符号系统（communicative symbol system）：语言是由符号组成的系统，"音"与"字"是语言符号的外部表现形式，"义"是语言符号表现的内容。语音和文字是交流的符号系统，而手势等也是交流的符号系统。

语音（speech sound）：是指人类通过发音器官发出来的，具有一定意义的、用来进行社会交际的声音。语音是语言的声音形式。

字（character）：是一种书写符号体系，一个书写单位就是一个字，它通过自身的形体记录汉语的音、义。

词（word）：是指一定的语音形式与意义相结合，并且可以独立运用的最小音义结合体，能够独立充当句子成分的最小的语法单位。

语法（grammar）：是语言的构造规则。语法能够把词汇组织成正确的句子，人们才能够进行语言交流。

语言成分（language element）：语言的基本构成成分是字音、字义、字形，以及语法。

语言结构（language structure）：是指语言的规则，具有社会性，个别人不能单独创造和改变它，人们按照这种结构规则进行语言交流。

语言意义（meaning of language）：是指语言表达（一个词、短语、句子）所具有的意义。

语言认知（cognition of language）：是指人脑对语言信息（语音、文字、手势等形式）的加工，包括语言信息的输入、储存、内部加工和输出等过程。

手势（gesture）：使用手或躯体其他部位做出不同的动作，进行信息的传递与接收。语言并不是唯一进行交流信息的工具，手势也是人类进行交流的形式之一。

（三）意义

指出失语症是语言符号系统的损害，表现为语言学方面的语言成分、语言结构和语言意义的理解和表达障碍，以及语言加工过程中的认知功能损害。该定义既涵盖了语言损害要素，也强调了语言与认知加工的不可分割性。

二、失语症的鉴别诊断与分类

（一）诊断

失语症诊断涵盖三个核心表现：言语理解障碍（名词和/或动词）、言语表达障碍、命名障碍。其他附加症状包括：阅读障碍、书写障碍、句子理解障碍。

言语理解障碍分级：①重度为无法理解单字的语义；②中度可理解一步指令，但无法理解两步及更复杂的指令；③轻度可理解词汇水平语义，但句子水平理解有障碍。口语和书写的理解可分别受损。

命名障碍是失语症诊断的核心表现，存在于所有失语症类型中。

（二）鉴别诊断

1. 构音障碍（dysarthria） 脑血管病运动性言语障碍（motor speech disorders）主要为构音障碍和发音障碍。病因主要为神经系统病变导致的舌、咽、喉功能障碍，病变部位为延髓、皮质延髓束、脑桥、小脑联合、基底节等。

2. 口吃（stuttering） 口吃属于运动性言语障碍。表现为异常频繁、非自愿地重复、停顿、拖长、打断语音、音节、单词或短语。口吃症状不涵盖失语症核心症状，如理解障碍、命名障碍等。但在某些脑血管病患者表现以口吃为突出特点的言语症状。

3. 言语失用症（speech apraxia） 言语失用症是音位发音障碍，特别是声母。不同于构音障碍的某些特定发音的持续歪曲，言语失用症常有不一致的歪曲和音位替代。不一致的发音错误常见于单音节或多音节中的第一个音位。言语失用症属于运动性言语障碍，常见于大脑中动脉病变后导致的脑血管病非流利型失语症，也可以单独存在。

4. 言语缄默（muteness） 为言语功能的全部丧失，可见于重度脑血管病失语、运动性言语不能、伴无动性缄默症的前额叶功能障碍、严重锥体外系功能障碍。需要注意：①若将脑血管病言语缄默的患者诊断为脑血管病失语症，需确定只有合并书写的内容和形式障碍，才可考虑失语脑血管病症，且不是原发性；②若患者无法书写但努力尝试发音，有明显听理解障碍，可能为失语性失音；③右利手出现左半球损伤有利于失语症的诊断；④病程中逐渐出现语音性错语，有利于诊断为失语症。

无动性缄默常由前额叶腹内侧损伤造成，双侧运动反应降低（不只限于言语）、发音过弱、紧张症体征是识别要点。

5. 记忆障碍 脑血管病命名不能（Anomia）或特定名称产生障碍，而无其他语言障碍，可以是记忆缺陷造成的，需与失语症鉴别。脑血管病失语症患者命名不能表现为找词中断、语义相关词替代、赘述或使用短语代替单词（如迂回语）。

6. 听力障碍 需排除卒中后失语患者是否有听力受损，以明确是否有听理解障碍或两者并存。

（三）失语症的分类

失语症的病变部位与临床类型有时并不存在一一对应、明确的局限性定位关系。Hichock、Duffau 等语言加工的听觉双流模型（Auditory Dual Stream Model）、视觉双流模型（Visual Dual Stream Model）从神经心理语言加工的角度更好地阐释失语症患者的言语损伤症状。但是，传统的 Wernicke-Lichtheim 模型及其分类体系仍然具有临床实用性，该分类体系在某种程度上与神经解剖定位、病因和预后相关。循证医学证据：95% 的病例影像结果符合临床症状。Wernicke-Lichtheim 模型依据所观察到的流畅性、内容、复述、命名、理解、

阅读和书写方面的功能障碍,进行如下分型:

1. 基于 Wernicke-Lichtheim 模型的临床分型

(1)Broca 失语(Broca aphasia):病灶一般局限于额叶,特别是额下回后部的 Broca 区(Brodmann 44、45 区),该区桥接发音网络和语义网络,激活邻近负责口和喉部的运动神经元,并控制口语输出,是语义、语音、句法加工的整合节点。特征为言语不流畅、言语产生少、语法缺失、复述可有损伤,理解能力相对保留,但对语法复杂的言语理解能力有缺陷。书写能力的受累程度一般与言语受累程度成比例。在急性脑血管病患者而非慢性脑血管病患者中,最常见 Broca 失语症与 Broca 区之间的关联。常伴有右侧轻偏瘫和言语失用症,反映了运动及辅助运动区邻近结构受到损伤。

关于 Broca 失语症存在争议。多中心临床研究揭示:①Broca 失语症与 Broca 后部即额下回盖部(pars opercularis)损伤存在相关性;②Broca 失语症的症状是 Broca 区和 Wernicke 区损伤共同作用的结果,这一结论与传统神经心理学定位学说不一致。

(2)运动性言语不能(aphemia):既往被认为是 Broca 失语症的一种变异,症状有演变性,即哑演变为音位替代,再至言语迟滞。鉴于书写等其他功能完整且为一过性,因此目前观点认为其不是真正的失语症,而是单纯的言语失用。

(3)感觉性失语症(sensory aphasia):既往认为 Wernicke 失语症(Wernicke's aphasia)等同于感觉性失语症,根源于早期 Wernicke(1886—1977)对感觉性失语症皮层病灶的研究,实际上 Wernicke 将多个语言功能归因于单一的颞平面这一皮层区,而这些功能之后被证实是由多个复杂皮层功能区加工的。因此,感觉性失语症比"Wernicke 失语症"具有更广泛的病灶损伤。

此外,对 Wernicke 区范围的定义也存在争议。早期 Wernicke 认为 Wernicke 区是颞上回,目前 Geschwind、Catani 等一致认为 Wernicke 区最核心的定位是颞上回后部。

"Wernicke 区"依据不同功能再细分为 2 个皮层功能区:①听通路腹侧流的听觉词形区(auditory word-form area,AWFA),定位于颞上回前部;②听通路背侧流的内部言语区(inner speech area),定位于颞上回后部和/或顶下小叶。

感觉性失语症的损伤范围超过 Wernicke 区,除了涵盖 Wernicke 区颞上回后部这一核心区,还包括顶下小叶、特别是缘上回。另有学说认为,感觉性失语还包括颞中回后部,甚至涵盖角回。因此,感觉性失语症不仅是早期认为的单纯的"听理解障碍",还包括听通路和视通路的语义障碍。脑血管病急性期一过性听理解障碍与 Wernicke 区低灌注相关。持久的感觉性失语症与大面积颞顶叶病变相关,包括 Brodmann22、颞中回后部(Brodmann37 区)、颞上回后部和顶下小叶。

感觉性失语症核心症状包括听理解受损、流利型或过度表达,甚至有多语症(logorrhea)。其他症状包括命名障碍(多见语义缺乏、可有错语、新词、语法倒错)、复述障碍。听理解障碍的原因主要为语义缺乏,特别是词汇语义通达障碍。阅读部分保留为患者的日常交流提供基础,机制为视觉语言表征到语义表征通达的保留。

(4)纯词聋(pure word deafness):由于音位感知是双侧加工,临床上双侧颞上回中部同时受累病例极少见,因此纯词聋发病率极低。临床症状仅存在听理解、复述障碍,无其他言语障碍;对声调、非言语音如动物叫声反应正常。多数病例有轻微错语。传统观点认为,隔离 Wernicke 区的双侧初级听觉皮层损伤,在双侧 Heschl's 回。纯词聋是一种"失联综合征",即白质纤维联系损伤而不是灰质皮层损伤,即听觉词形表征和内部言语间的联系中断。但临床也可见单侧左颞叶病灶导致纯词聋，类似感觉性失语，听理解损伤重于阅读理解。

（5）完全性失语症（global aphasia）：听理解、命名、复述、阅读、书写能力全面受损，常合并言语失用、右侧视野缺损，导致在语言能力康复评定时得分更低。病灶为大脑中动脉供血区涉及的额下回、颞上回及之间的顶叶。颞上回有保留的患者听理解可有较好恢复，之后转变成 Broca 失语症。

许多失语症患者在卒中急性期表现出完全性失语症，但此时对患者作出完全性失语的诊断并不能使患者获益，因为影像研究显示，脑血管病的早期恢复（发病后最初数日和数周）与语言区的再灌注有关。

（6）传导性失语症（conduction aphasia）：复述障碍严重甚至不能复述单字，自发语相对正常，音位性错语、频繁自我纠正，听理解可保留。患者可有肢体失用，导致其被误诊为听理解障碍。相关病灶包括颞上回和 / 或顶下小叶、顶叶深部白质。Benson 等认为，若患者有肢体失用则为顶叶主导型，若患者无失用则为颞叶主导型。此外，该型失语症也可是颞上回损伤不完全的 Wernicke 失语康复后的转归类型。

对于传导性失语症的机制存在争议，其演变包括：① Wernicke 假设为 Wernicke 区和 Broca 区间的病灶导致失联系；② Geschwind 认为损伤定位于弓状束（arcuate fasciculus，AF），弓状束从颞叶内侧绕外侧裂至额叶，弓状束损伤占传导性失语症病例的大多数；③弓状束无损伤，病灶最可能定位于缘上回和 / 或颞叶，缘上回负责与词义、音位生成相关的听觉瞬时 / 短时记忆、音位感知加工。这可以解释音位性错语。目前认为传导性失语症的核心机制主要为后两者。

（7）命名性失语症（anomic aphasia）：该型失语症常见，核心症状是命名或词典通达障碍。机制为：①词汇语义受损，导致语义性词提取障碍，造成语义表征的不正确激活；②语音输出词典受损，语义可保留，导致通达该词典障碍或语音表征障碍。

该型失语症除无法命名时的停顿或赘述，自发语相对正常；书写时也可有找词困难。定位不局限，常见类型包括：①严重命名性失语症提示左半球角回损伤，角回与视觉接收区邻接，感知书面语言及其他语言，可有古茨曼综合征（Gerstman syndrome），即出现失写、左右失认、计算不能、手指失认四联症。②纯命名障碍提示颞叶受损，PET 测试正常人命名时出现颞上回的持续激活；无法产生名词是颞叶受损的特征。③动词命名障碍提示额叶可能受损。④除脑血管病外，弥漫性退行性脑病也可出现命名障碍。该型失语症常是其他严重类型失语症的转归之一。

（8）经皮质性失语症（transcortical aphasia）：复述均正常，机制为病灶未破坏从 Wernicke 区通过弓状束到 Broca 区的外侧裂语言环路，损伤的是其他皮层功能区到该语言环路的联系（因此称为"经皮质"）。

分类包括：①经皮质混合性失语症。无有意义的言语或理解，不常见，病灶常见于左半球分水岭区大面积损伤、双侧外侧裂保留的损伤、痴呆晚期。②经皮质运动性失语症。类似 Broca 失语症，言语迟滞或呈电报式，理解相对保留，复述流畅。病灶多为涉及大脑前动脉和 / 或大脑前动脉—中动脉分水岭的梗死，包括额叶、前部到 Broca 区、额叶深部白质、额中回、辅助运动区附近。该亚型为大脑前动脉供血区病变导致，不同于大脑中动脉病变导致的失语症（Broca 失语症、Wernicke 失语症、完全性失语症、传导性失语症）；额叶正中病变可有情感淡漠和单侧额叶释放症状，辅助运动区损伤可导致讲话费力。③经皮质感觉性失语症。不常见,流畅型,常见错语,听理解和阅读理解、书写障碍。病灶常为大脑中动脉和大脑后动脉之间分水岭区涉及的左颞 - 枕区、顶 - 枕区内邻近 Wernicke 区的损伤或痴呆。机制为正常的音韵加工与受损的词汇 - 语义间的失联系。

（9）皮质下脑血管病相关失语症（subcortical aphasia）：皮质下脑血管病相关失语症常难以分类,若临床出现构音障碍、右侧偏瘫提示皮质下的损伤,需要考虑该型失语症。曾认为言语失用症与岛叶有关,但新近循证医学证明左额叶（初级运动皮层唇舌区）与言语失用症相关性大于左岛叶。灌注成像证据显示,皮质下缺血性病变导致的失语症常伴有累及皮质语言区的低灌注,随后的病情改善与外侧裂语言区的相邻区和右侧大脑半球同源区的激活增加有关。Benson 等将皮质下病变导致的失语症分为三个亚类型：①背侧丘脑性失语症；②纹状体失语症；③ Marie 四方区失语症。

背侧丘脑前外侧脑血管病相关言语、语言特点为音量小、声音低、语义错语、听理解障碍,早期常因出血伴有意识障碍或水肿压迫导致皮质语言区低灌注。常伴认知方面如记忆、定向力、警觉性方面的障碍,但不是影响语言的主要因素。

皮质下白质与语言功能相关的结构受损后可导致失语症,部位包括：①前外侧室旁白质邻近侧脑室额角,言语启动困难；②侧脑室旁上部脑室旁白质前 1/3,自发语减少；③颞峡,前部病变导致听理解障碍,后部病变导致语义障碍。

此外,循证医学证据表明,基底节病变相关失语症的机制主要包括：①参与语言加工的皮质脑区间的失联系；②皮质下直接参与语言加工的结构损伤；③相关皮质功能区,语言功能激活的调制障碍；④神经机能联系不能；⑤基底节病灶导致的血流动力学紊乱。主要表现为：①纹状体病变产生音韵障碍与壳核后部、内囊前肢、膝部包含的额桥束有关；②内囊病变导致的错语和听理解障碍与听皮质投射到尾状核的纤维有关；③基底节前部病变导致的持续言语与投射到前额叶背外侧的纤维通路损伤有关,导致词汇的选择和抑制障碍、执行功能障碍,以及高级语义的激活障碍。

2. 依据损伤半球和主要脑区分型见表 5-1-1。

表 5-1-1　不同脑区、各型失语症的非语言症状

优势半球	非优势半球	任一半球
额叶		
Broca 失语症	运动性音韵障碍	对侧痉挛性偏瘫
经皮质运动性失语症		强迫性眼球偏斜
顶叶		
Wernicke 失语症	对侧感觉忽略	对侧感觉缺失
经皮质感觉性失语症	结构性失用症	
失用症	疾病失认症	
古茨曼综合征（Gerstman syndrome）（计算不能,手指失认,左右失认,失写）	穿衣失用症	
传导性失语症		

续表

优势半球	非优势半球	任一半球
颞叶		
命名或感觉性失语症	面部情感表达受损	对侧上象限盲
词语记忆障碍	视空间记忆障碍	记忆障碍
经皮质感觉性失语症	感觉性失韵症 / 失乐症	克鲁尔 - 布西症候群（Klüver-Bucy syndrome）（任何可见物品放入口中，被动状态，性欲亢进）双侧病灶
纯词聋		听幻觉
		复杂视幻觉
		嗅幻觉
		视觉 / 经验错觉

3. 依据语言功能对失语症进行分型见表 5-1-2。

表 5-1-2　语言功能不同损伤程度分类表

	流畅性	复述	命名 /找词	理解	阅读	书写	错语	病灶
经皮质运动性失语症	非	好		好			语义	辅助运动区
经皮质混合性失语症	非	好		↓				分水岭区
运动性言语不能	非			正常		正常		运动区下部,辅助运动区
前部皮质下失语症（基底节）	构音障碍,流畅性下降	轻度↓		轻度↓				基底节 - 壳核和尾状核
完全性失语症	非	↓	↓	↓	↓	↓		Broca 区和 Wernicke 区
Broca 失语症	非	↓	差	相对正常	↓	↓	语义和音位	额叶岛盖 /Brodmann44 和 45 区
传导性失语症	是	↓	不能	正常			音位	弓状束
Wernicke 失语症	是	↓	↓	↓		↓	语义和音位	颞叶后部 /Brodmann 22, 37, 39, 或 40 区

续表

	流畅性	复述	命名/找词	理解	阅读	书写	错语	病灶
经皮质感觉性失语症	是	好		↓			语义	颞顶
命名性失语症	是	好	↓	正常				颞顶枕联合区
丘脑失语症	是	相对好	严重	↓	↓	↓		丘脑前核、腹前核、背外侧核、腹外侧核、背内侧核前部

三、失语症的严重度分级

波士顿诊断性失语症检查（the Boston diagnostic aphasia，BDAE）包含语言和非语言功能检查，其中严重程度分级量表已经常模矫正，适用于康复评定患者疗效变化。（表 5-1-3）

表 5-1-3　BADE 失语症严重程度分级

级别	表现
0 级	无有意义的言语或听觉理解能力
1 级	言语交流中有不连续的言语表达，但大部分需要听者去推测、询问和猜测；可交流的信息范围有限，听者在言语交流中感到困难
2 级	在听者的帮助下，能进行熟悉话题的交谈，但对陌生话题常常不能表达出自己的思想，使患者与检查者都感到言语交流困难
3 级	在仅需要少量帮助或无帮助下，患者就可以讨论几乎所有的日常问题。但由于言语和/或理解能力的减弱，使某些谈话出现困难或不大可能
4 级	言语流利，但可观察到有理解障碍，但思想和言语表达尚无明显限制
5 级	有极少的可分辨得出的言语障碍，患者主观上感到有点困难，但听者不一定能明显觉察到

四、意义

本指南所涉及分类及鉴别要点有助于言语治疗师、康复科护士、神经康复医师解读脑血管病失语症患者的临床表现和机制；然而临床上大约还有 30% 的失语症患者无法基于 Wernicke-Lichtheim 模型进行临床分型，可以归为未分类型。

（宋为群）

第二节　失语症的康复评定

任何一个失语症康复评定都有它的目的。失语症筛查的目的是对急性脑血管病患者能够在床边快速、有效地作出是否患有失语症的诊断。用于亚急性期和恢复期脑血管病患者的成套失语症检查的目的，是对失语症作出准确的失语症分类诊断。失语症心理语言康复评定是在语言认知加工的理论框架下，作出语言加工通路中模块损害的特异性诊断。

在对患者进行失语症康复评定前，需要了解患者的个人信息（如：年龄、文化程度、利手、病史）、目前躯体和精神状态。根据临床检查、头部影像检查结果，提出是否需要进行失语症筛查的建议。当患者病情稳定，并能耐受 15～30 分钟的失语症检查时，可进行成套失语症检查。

一、失语症筛查测验

目前，我国临床缺乏用于床边的失语症筛查工具。法语版语言筛查测验（Language Screening Test，LAST）（包括 A、B 两个版本）被证明是一种有效、省时的早期脑血管病患者失语症筛查测验。华中科技大学同济医学院附属协和医院依据汉语特点对法语版 LAST 进行适当修改，制定了汉语语言筛查测验（Chinese version of the Language Screening Test，CLAST）。该测验由 5 部分构成，包括图命名（5 个）、复述（词汇 1 个、短句 1 个）、数数（1～10）、看图听词理解（词汇 4 个）和听短语执行（2 个）。由于测题数量少，为了避免复测偏移，作者编制了 A 和 B 两个测试版本。

编者对 154 例急性期和 107 例非急性期脑血管病患者进行两个测验版本（A、B）的测试。以西部失语症成套测验（Western Aphasia Battery，WAB）为标准，康复评定了 CLAST 与 WAB 总分之间的相关性，还康复评定了 CLAST 两个版本之间的一致性，以及每个版本的可靠性和有效性。两个版本的内部一致性和内部有效性较好。每个版本的特异性和灵敏度较高。完成一个测验用时 1～3 分钟，可由医生和治疗师完成。

局限性：汉语语言筛查测验缺少阅读、朗读和书写筛查，易遗漏纯失读症和纯失写症患者。

二、失语症诊断性检查

（一）西部失语症成套测验

西部失语症成套测验（Western Aphasia Battery，WAB）是 Kertesz 于 1982 年编制，并由国内学者对原版进行了编译。此套检查除了语言功能检查外，还包括结构能力、视空间能力及计算力，并可根据检查结果计算出失语商、操作商和皮质商。其中失语商可反映失语症的严重度；操作商可反映非语言认知功能状况；皮质商表示语言与认知功能的综合状态。测试者可根据听语理解、复述、命名得分对失语症进行分类性诊断。西部失语症成套测验克服了波士顿诊断性失语症检查冗长的缺点，在 1 小时内可完成检查。

局限性：某些分测验的测题数量偏少，导致复测灵敏度不高，不利于观察语言功能变化。该套测验中失语商的计算包括自发性言语、听理解和命名三项测试，而将阅读、书写两项测试作为操作商计算，导致失语商不能全面反映语言功能现状。它能够对所有的失语症进行分类，而临床上有些失语症患者不符合失语症分类标准。因此，这些失语症患者会出现失语症临床诊断与 WAB 检查结论不一致的情况。

（二）汉语失语症成套测验

汉语失语症成套测验（Aphasia Battery in Chinese，ABC）也称汉语失语症检查，由高素荣等在 1988 年编制，主要参考西部失语症成套测验、波士顿诊断性失语症检查（Boston

Diagnostic Aphasia Examination，BDAE），结合我国语言、文化特点及临床经验而制定。该测验涉及语言的听、说、读、写四个方面。此外，还包括运用、计算、结构与视空间非语言认知功能检查，并制定了失语症分类标准。该测验包括名词、动词、语句测验，涉及了语言结构的不同水平，可以反映失语症的严重度。

编者对 199 例失语症患者按临床特点分为 8 个失语症类型，以口语表达和听理解的 9 个分测验为基础，对各型失语症做线性辨别分析，再计算失语症分型的诊断错误率。结果显示，内部检验的失语症分型正确诊断率为 80%。研究者提供了各型失语症的口语表达和听理解检查结果的直方图，可作为失语症分类诊断的参考。

局限性：分测验中特异性检查的测题数量较少（如：动词 6 个），重复测验对语言功能变化欠敏感。

（三）汉语标准失语症检查

汉语标准失语症检查是由中国康复研究中心于 1990 年在日本标准失语症检查的基础上，根据汉语特点进行了修改。它的整体结构与汉语失语症检查相似，强调全面检查患者的语言功能，作出失语症分类诊断，以及语言障碍的严重度。与上述检查比较，该检查分测验的测题数量增多（如：动词 10）。语言检查涵盖了名词、动词、语句水平的听理解、复述、朗读及口语表达和书写。上述检查的测试材料相同，这样可以在不同语言输入和输出功能之间进行比较。编制者对 102 例正常人进行了测试，完成了测验常模。

局限性：分测验测题数量较少（10 个），导致复测灵敏度不高，不易观察语言功能的细微变化。

三、汉语失语症心理语言康复评定

20 世纪 90 年代，一些学者提出，标准化失语症量表不适合用来测量治疗恢复情况，也不适合用来测量失语症随时间的变化情况。因此提出假设检验法在测量语言损伤方面是最有临床价值的方法。假设检验法必须使用足够项目的测验才能够产生基于语言加工模型的、可重复的诊断。而且，对失语症特征的分析已经从语言任务的描述转换到对语言认知加工损害的确定。为弥补现有失语症检查的不足，汉语失语症心理语言康复评定于 2009 年应用于临床。

汉语失语症心理语言康复评定以认知心理学的词汇加工模型为理论框架。词汇加工模型由视觉（图、文字）和听觉输入到言语和文字输出的多个加工通路的序列模块组成，每个模块有各自的功能，它不仅储存、加工信息，而且模块之间具有交互作用。每个模块具有相应的脑功能定位，脑损伤可以选择性地破坏某个或某些模块。汉语失语症心理语言康复评定提供了词汇加工不同通路是否受损，以及受损水平的逻辑思维方法。

该康复评定方法需要检查者根据患者的语言表现及影像资料，提出语言加工模块受损的假设，选择恰当的加工通路和模块进行康复评定。例如，图命名加工通路的模块（及其相应的脑功能定位）包括：视觉识别（双侧枕叶）、词汇语义（双侧颞叶-额下回前部的腹侧流）、语音输出词典（左侧颞中回）、语音输出缓冲（左侧缘上回）、言语运动编程（左侧辅助运动区和前运动皮质），图命名障碍可以是其中任何一个模块的损伤造成的。

由于词汇加工模型的听觉输入通路、视觉输入通路与听觉语言神经环路和视觉语言神经环路的语言功能相吻合，每个模块具有相应的脑功能定位。因此，将康复评定结果与患者影像资料结合，可以为非侵入性脑刺激提供刺激靶点的相关信息。该康复评定系统适合失语症词水平损害的康复评定和治疗前后的疗效观察。

局限性：对于需要短期反复康复评定的患者，该康复评定测题数目仍显不足。因此，对于多次康复评定使用相同测验项目，有可能产生学习效应。

（宋为群　汪　洁　王　卓　程亦男）

第三节　失语症的康复治疗

失语症的治疗涉及多个学科，除有精神症状、意识障碍、情感障碍、行为异常的患者外，几乎所有失语患者在当原发疾病不再进展、生命体征稳定时都适宜进行语言治疗。治疗方案的制订则主要取决于患者的临床症状、脑损伤部位、发病类型（出血、缺血等）及患者现有的言语与认知能力等。对脑血管病失语症患者进行必要的干预，有助于交流能力得到最大程度的恢复，并且能够防止习得性废用或不适当的代偿行为。关于语言治疗的介入时间、接受治疗与不治疗的研究提示，早治疗较晚治疗、治疗较不治疗好。一项失语症不同恢复阶段治疗效果的荟萃分析显示，在所有的恢复阶段，经过治疗的患者预后均好于未经治疗的患者。在急性期开始治疗，恢复的患者人数是未经治疗自发恢复患者的两倍，所以早期开展言语治疗更加有效。一项纳入 59 名失语症患者的随机对照试验研究显示，在脑血管病恢复的超早期（脑血管病第 3 天），每天接受失语症治疗可以使中度至重度失语症患者的交流能力得到改善。

失语症治疗强度的随机对照研究和荟萃分析显示，每周大于 5 小时的高强度语言治疗更有效；连续强化训练有助于改善脑血管病的慢性失语症状，但在治疗的最佳时机、持续时间上没有共识。因此，建议给予患者可耐受的强化治疗。

一、失语症常规治疗方法

（一）完全性失语症的治疗

完全性失语症是最重的失语症类型，言语失用症是完全性失语症的并存症状。大部分完全性失语症患者经过多种方法的治疗，可以克服言语失用症，最后遗留命名和找词困难。

完全性失语症患者的理解能力好于表达能力，需要建立交流手段，增强交流欲望，提高交流能力，从而建立患者的自信心。可选择让患者学会点头、摇头来表示是或否的反应，从患者最熟悉的问题开始。

完全性失语症治疗的常用方法包括：

1. 功能性交际治疗　利用一些日常用语和患者感兴趣的话题引出患者反应。完全性失语症患者有不同程度的视觉交流能力，在完全性失语症患者中，一些自然语言所需要的认知活动是存在的。临床治疗已证实，只要使用适当的提示和刺激，甚至最严重的失语症患者也可以理解和产生语言。

2. 言语失用症八步疗法　由 Rosenbek 等人提出的八步疗法是目前治疗言语失用症的常用方法。治疗通过听觉和视觉刺激，诱发和指导患者发音，包括同时产生目标语音、模仿复述练习、日常简单对话诱发产生词语。

Rosenbek 八步疗法的研究只限于小样本研究，最初的研究只有 3 例患者。随后对治疗方法进行了改进，并对另外 4 例患者进行了研究，但在这些研究中都没有试验对照。

虽然治疗本身几乎没有试验研究支持,但 Rosenbek 八步疗法已经多次作为其他治疗的一部分在临床中应用,获得一定的疗效。

该疗法适用于伴有言语失用症的患者。

3. 旋律语调疗法(melodic intonation therapy, MIT) 是运用音乐的旋律和重音成分,通过患者残存的歌唱能力诱发言语输出的一种治疗模式,治疗人员引导失语症患者跟着唱目标词,以这种方式促进患者言语的表达。同时根据患者完成唱歌的独立程度,治疗人员逐渐减少音韵提示等帮助,从而让患者过渡到正常言语的表达。

传统 MIT 的训练内容主要包括词和短语,改编版 MIT 的目的是训练患者在多种日常生活场景下运用旋律语调技术进行交流,而不是引导患者练习言语语调,训练内容多为用于日常生活基本交流的言语。

MIT 能提高失语症患者的复述能力,7 例病程大于 14 个月的卒中后非流利型失语症患者应用 MIT 进行 15 次治疗,结果显示复述能力提高。Conklyn 等人对 30 例卒中后 13 天内的急性期 Broca 失语症患者进行随机分组,治疗组的复述成绩较对照组有显著提高。

在一项研究中,27 例卒中后 2~3 个月的亚急性期重度非流利型失语症患者被分为 2 组,采用交叉试验设计,MIT 治疗组的复述成绩明显高于对照组,而且越早接受 MIT 治疗,效果越显著。

之后该研究者又对 17 例病程大于 1 年的慢性期非流利型失语症患者做了随机对照试验,设计方案与亚急性期的研究一致,治疗组对学习过的复述内容的成绩有显著提高,但随访显示治疗效果维持时间不长。作者认为越早对患者实施 MIT 治疗越能取得更好的效果。

该疗法适用于所有非流利型失语症患者。

4. 辅助替代方法 对于较为严重的完全性失语症患者,鼓励辅助其他形式进行交流,如做手势、用交流板和交流册等。

(二)运动性失语症的治疗

运动性失语症是典型的非流利型失语症。患者自发言语输出明显减少,语法结构缺失。运动性失语症的治疗重点放在言语表达的改善上,并根据每个患者的需要进行调整。

运动性失语症常用治疗方法包括:

1. 刺激促进疗法(即 Schuell 刺激法) 是 20 世纪 60 年代由 Schuell 提出的,其训练原则是采用丰富、有意义的语言刺激材料,应用强的、控制下的听觉刺激,最大程度地恢复受损的语言符号系统。几乎所有的语言障碍用此治疗法都能得到一定改善。

2. 音乐疗法 包括旋律语调疗法和音乐治疗。音乐是一种强烈的多模态刺激,它同时将视觉、听觉和运动信息传递给由额颞顶叶组成的特殊大脑网络,这些区域的组成部分也被认为是人类镜像神经元系统的一部分。该系统能支持感知觉(视觉或听觉)和运动动作(语音/发音动作)之间的耦合。音乐是一种特殊的媒介来参与镜像神经元系统的组成。此外,音乐也可能提供一个切入点使受损的大脑系统与多个神经网络之间连接,音乐治疗具有潜在的康复价值。Conklyn 等的随机对照试验中,对 30 例脑血管病 14 天内的 Broca 失语症患者进行改良旋律语调疗法(MIT)治疗,结果表明,MIT 可以在脑血管病的第一天成功应用,而且有益于失语症的恢复,但语言改善的持久性尚不清楚。

3. 无声视觉-运动提示(silent visuomotor cueing) 以无声的视频形式为患者提供启动词,视频显示目标词发音的标准唇部运动。在 Grechuta 的研究中,对 4 例 Broca 失语症患者进行了一个纵向的临床虚拟现实试验,研究发现,对于重度 Broca 失语症患者的疗效更好,有助于训练单词提取和命名能力，并能够触发与口面部感知觉相关的语言 - 运动脑区，为语言多模式整合加工提供依据，在可穿戴移动设备中应用，可提高患者在日常生活中的言语表达。

4. 语音和语义启动　在治疗过程中，由治疗师以书面或口头形式提示与目标词汇相关的语音、语义或句法信息作为启动。语音提示可以是目标词的初始音 / 首字，而语义线索则提供了目标词的描述。在临床中广泛应用于词汇提取治疗，对词提取有益，能够改善短时和长时词汇加工能力。一项对 31 例非流利型失语症患者进行随机对照试验的研究发现，针对汉语失语症患者，语音提示能改善非流利型失语症患者高频词的语音生成，并且这种改善与语音编码的直接提取有关。

5. 语句生成训练　以动词为中心，提供一种围绕动词生成句子的方法，通过对句子的理解和产生来整合语义，使句子生产和连接语的应用得到改善，从而提高语句生成。另外，基于补偿机制简化句法治疗，训练固定形式的句法，将句法的加工最小化，来应对句法损伤。Marcella 对 9 名 Broca 失语症患者进行了研究，通过动词治疗和简化句法治疗，对句子构建任务有较强的直接影响，对陈述故事任务有一定的泛化作用，但有极少的证据显示对日常交流有影响。

6. 强制性诱导疗法（constraint-induced aphasia therapy，CIAT）　强制性诱导疗法主要是以一种强化的方式练习语言，并根据患者的残存言语能力和沟通需求量身定制的语言疗法。采用强制口语交流和抑制非口语交流形式进行大量有目标的语言训练，最大限度地激发受损半球的语言康复潜能。

CIAT 对改善脑血管病慢性期失语症有帮助，但是否优于其他失语症疗法研究结果并不一致。一项 17 例患者的随机对照试验表明，CIAT 在改善慢性期失语症患者的语言表现和功能性交流方面优于传统的失语症治疗。也有研究表明，CIAT 对言语产生和音韵有积极影响，另一项对 24 例患者的对照研究显示，CIAT 组较交流效果促进疗法组患者，图命名具有潜在的泛化作用，但未达到统计显著性。

但也有的研究与前三个研究结果不一致。Woldag 发现 CIAT 组与常规高强度治疗组和一般的常规治疗组相比，三组在语言表达和功能性交流方面效果相同，并无显著性差异。

该疗法适用于各种慢性恢复期存在交流障碍的失语症患者。

（三）感觉性失语症的治疗

感觉性失语症的特点是听理解障碍突出，治疗重点首先是听理解功能的改善，其次是命名能力的恢复；最终让患者利用残存的语言功能表达想法和需求。

感觉性失语症治疗的常用方法包括：

1. 一词多功能疗法（multiple function perword in treatment）　通过听词辨认能够兴奋左颞听觉语言区，促进词的音、义结合；听词指字能够兴奋左颞及左顶枕区，促进词的音、形结合；复述能够加强左颞听觉语言区与左额言语运动区的联系，从而改善感觉性失语症患者的听理解能力，减少患者图命名时的错语。如果患者保留阅读理解能力，在听词 - 图匹配失败时，利用视觉词 - 图匹配补偿听理解障碍。应用该方法感觉性失语症患者早期治疗效果较为显著，病程 6 个月以上患者疗效欠佳。

2. 情景治疗　为训练感觉性失语症患者自发的、有效的交流能力，将患者置于真实的情境中，利用非语言沟通渠道来引导其语言功能康复。感觉性失语症患者对语言的理解能力差。他们运用语言表达的沟通技巧较差，而利用非语言方式能够很好地交流，比如动作、道具、手势、面部表情等。此外,在非语言领域,感觉性失语症患者可以表现出相对正常的记忆力和学习能力。因此建议感觉性失语症患者利用非语言沟通渠道来进行情景治疗,有利于提高感觉性失语症患者的实用交流能力。

(四)传导性失语症的治疗

传导性失语症患者与其他失语症患者相比,复述障碍是其更为主要的特征,在自发言语中出现音位错语,常合并找词困难。传导性失语症因明显的口语复述障碍区别于其他类型,治疗重点放在改善复述、命名,以提高交流能力。

传导性失语症治疗的常用方法包括:

1. 刺激促进疗法(Schuell 刺激法)　传导性失语症患者通过该方法的训练,能得到一定程度的改善。对于此类患者来说,进行系统的、频繁的语言康复治疗是必要的,家属的参与、日常交流的训练可以取得较好的疗效。

2. 复述训练　复述训练能够较有针对性的治疗传导性失语症患者的复述障碍,就传导性失语症患者的复述而言,非词复述比字、词的复述更困难,在训练时强调对有意义的字词表达进行训练。尽管复述训练是常规治疗方法之一,但其疗效尚缺乏研究。

(五)命名性失语症的治疗

命名不能(anomia)是命名性失语症唯一的或主要症状,治疗主要以口语、命名训练为主,并强化对命名的记忆。

命名性失语症治疗的常用方法包括:

1. Schuell 刺激法　采用刺激法及常规语言治疗,包括动词、名词、情景画等图卡,以及漫画故事、报刊和书籍等,进行命名、描述、阅读、描写等语言表达训练。于增志等人对 9 名脑血管病命名性失语症患者进行常规语言治疗结合认知功能训练,结果表明,除复述外,患者的自发言语、命名均有不同程度的提高。

2. 语音和语义提示法　在治疗过程中,由治疗师以书面或口头形式提示与目标词汇相关的语音、语义或句法信息作为启动。语音提示可以是目标词的初始音或首字,语义线索则提供了目标词的语义特征描述。有研究显示,在图命名训练中,提供语音和语义提示是同样有效的。语音提示可进行分层次提示(例如,首音、首字、整词)。语义提示可以对目标词的功能、语义特征或关联性作出判断,通过语境或完形诱发词汇提取。

最近的一项研究对语音和语义治疗进行比较,结果显示,语音提示能够显著提高命名的准确性,语音线索能在图像识别过程中帮助检索到概念和语义信息,对低频词或视觉复杂度低的目标词的命名提供语音线索更有效。

3. 语义特征分析(semantic feature analysis, SFA)　在 SFA 治疗过程中,建议治疗师引导患者使用特征分析图表来生成目标词的语义特征,直到患者能够用最少的线索完成分析。研究发现,在产生语义特征的这种持续的、系统的训练中,患者可以进行更有组织的词检索。来自 21 项相关研究的 55 名患者中,有 45 名患者(81.82%)在训练后命名有所改善。

4. 动词网络强化治疗(verb network strengthening treatment, VNeST)　是一种针对动词(例如,测量)及其相关主题角色(例如,木工 - 木材)的失语症治疗方法。该方法能激活一个庞大的动词网络和语义系统,可以促进特定的、广泛的词汇检索,促进动词与多个宾语之间的语义联系,并促进基本句法的生产,改善句子交流中词汇的检索。对 4 例失语症患者进行动词网络强化治疗,能有效地促进中度失语症患者从单词泛化到语义关联词的命名,可将词汇检索最大的泛化,该方法具有较高的临床应用价值。

5. 交流效果促进疗法(promoting aphasics communication effectiveness,PACE) 是治疗师和患者平等地作为信息的接收者和传递者,应用所有可能的沟通方式(如,手势、绘画、指点、扮演角色等)参与信息的传递和接收,进行新信息的交流,以接近实用交流的方式来激发患者做出更多反应的一种训练方法。

研究证实,PACE 可以改善患者的功能性交流能力。8 例慢性失语症患者接受了 PACE 治疗,持续 8～22 周(24～42 次)。结果显示,功能性交流能力得到提高。

Springer 对 PACE 进行了改良,增加了语义分类训练(要求患者将 22 张图片按照工具、水果等语义类别分类,再进行沟通)。作者将传统的 PACE 与改良 PACE 进行了比较。结果显示,改良 PACE 对 4 名失语患者的命名和功能性交际行为更为有效。

采用基于 PACE 的远程康复平台(Oralys 远程治疗)对 20 名慢性卒中后失语症患者在 3 周内接受 9 次语言治疗,结果提示,使用 PACE 方法的远程治疗对慢性失语症患者的功能性交流有积极作用。

该方法适用于几乎所有的失语症患者,但不适用于重度完全性失语症和重度感觉性失语症。

6. 计算机辅助治疗　随着计算机技术的发展,应用计算机辅助语言治疗已逐渐成为一种趋势,不仅内容丰富有趣,还能够推动远程医学诊断及治疗的进展,更重要的是,计算机辅助训练系统不同于传统语言治疗,它不受限于训练场景,患者只要触及屏幕即可显示场景中物体的名称,听见物体名称及定义,同时可进行反馈式的字词朗读训练。一项 34 例慢性失语症患者的随机对照试验显示,自己管理的计算机失语症治疗对轻中度失语症患者的命名改善有帮助。另一项 40 例脑血管病亚急性期失语症患者的对照研究表明,接受计算机辅助训练的患者,复述、口语表达、朗读、阅读理解等能力均比接受常规家庭辅导训练的患者明显改善。

7. 与语言加工相关的认知功能训练　工作记忆和执行功能训练:某些语言加工脑区与工作记忆和执行功能相关脑区重叠,工作记忆和执行功能的损伤会对词汇语义加工、句法加工,以及语言的恢复模式产生负面影响。Zakariás 的研究表明,工作记忆和某些执行功能可以在失语症患者的句子理解中发挥作用。在 Harris 的研究中,1 例语音工作记忆损害的患者接受语音短时记忆训练后,改善了句子复述,另 1 例语义短时记忆损害患者接受语义记忆训练后,改善了句子判断。在 Lilla 的研究中,3 名患者接受了改良 n-bake 任务训练 1 个月,研究发现,在训练后患者的句子理解得到改善。因此,联合的工作记忆和执行功能训练对失语患者的句子理解能力有益。

二、失语症的非侵入性脑刺激治疗

(一)失语症的经颅磁刺激治疗

经颅磁刺激(transcranial magnetic stimulation,TMS)是一种利用脉冲磁场作用于中枢神经系统,再通过感应电流调节皮质神经细胞的动作电位,从而影响神经电生理活动的磁刺激技术。

在 TMS 治疗失语症的多数研究中,主要是针对非流利型失语症。最理想的刺激靶点首选右侧额下回三角部,应用低频 rTMS 刺激该区。其原理是抑制健侧皮质的兴奋性,从而降低健侧对患侧的不良抑制。功能影像学研究显示,语言功能恢复不良与 Broca 区的右半球对应区过度激活有关,而良好的语言功能恢复与损伤半球语言网络的再激活成正相关。

Barwood 等人做了一系列低频 rTMS 刺激右侧额下回的研究。起初对 7 例慢性非流利型失语症患者进行 rTMS 治疗前后自身对照研究,显示图命名和描述图片有改进。为了补充之前的研究,他们将 12 例慢性非流利型失语症患者随机分为两组,观察到真刺激组的命名、复述和图片描述有显著提高。一项随机对照试验对 56 例病程大于 3 个月的非流利型失语症患者的右侧额下回三角部进行 10 次低频 rTMS 治疗,结果显示刺激组的命名有所改善。

然而,Medina 等人将 10 例大脑中动脉梗死的慢性非流利型失语症患者随机分为真刺激和假刺激两组,刺激部位为右侧额下回。在治疗后 2 个月随访进行评测显示,句子复杂性、语法准确性或词汇选择没有显著改善。

少数研究应用高频 rTMS 刺激损伤半球,以提高患侧皮层的兴奋性。单病例报道 10Hz 高频 rTMS 刺激左侧额下回 3 周,患侧皮层兴奋性增高,患者的图命名和理解成绩提高。另有研究对 8 例左侧大中动脉梗死的慢性失语症患者采用兴奋刺激方案,应用间歇性 θ 节律刺激(intermittent theta burst stimulation,iTBS)左侧 Broca 区 10 次。患者的交流能力显著提高。Cotelli 对 3 例慢性非流利型失语症患者的初步研究中,将高频 rTMS 应用于左侧背外侧前额叶(BA8/9),连续 4 周,显著改善了命名成绩。这些研究都提示高频 rTMS 对语言功能的恢复有积极作用,包括言语的流畅性、命名等。但由于缺少系统的大样本研究,还不能对高频 rTMS 的有效性做出肯定的结论。

对 2 例感觉性失语症的个案研究显示,在左半球 Wernicke 区进行低频 rTMS 治疗 10 次后,患者的理解能力和自发言语都有提高。作者认为,右半球激活对感觉型失语症的恢复有益,因此抑制了左侧 Wernicke 区。这类失语症治疗无大样本随机对照试验,不做任何 TMS 治疗建议。

(二)失语症的经颅直流电刺激治疗

经颅直流电刺激(transcranial direct current stimulation,tDCS)用于失语症的治疗已有 10 余年的历史。人们对它的兴趣逐渐增加,因为它能够改变大脑皮质的兴奋性。这一技术已经广泛应用于神经疾病的研究和治疗。例如,脑血管病患者的单次 tDCS 治疗可以用于了解特定脑区与特定症状的关系,重复刺激用于改善临床症状。

tDCS 用于失语症治疗的主要刺激部位是:①应用阳极提高左半球语言区损伤周围区的兴奋性;②应用阴极刺激右半球,降低同源区的兴奋性。

应用阳极 tDCS 刺激左 Broca 区的几项小样本对照研究显示,对慢性恢复期非流利型失语症患者进行 5~10 次治疗后,语音和语言改善。然而,来自另一组的两项对照研究在恢复早期非流利型失语症患者中进行了 15 次 tDCS 治疗,在语言恢复中没有发现刺激和假刺激之间的显著差异。另外一项多中心双盲随机试验对 58 例亚急性期患者进行 5 天的语言治疗结合左额下回阳极 tDCS 治疗,治疗组(26 例)和对照组(32 例)均有命名提高,6 个月后随访两组之间无显著差异。两部分研究的主要不同之处是卒中后病程,分别为亚急性期(平均 2 个月)和慢性恢复期(6 个月至 7 年)患者。上述试验认为,亚急性期自发恢复较快,这时进行 tDCS 治疗难以证明疗效。

在 Wernicke 区进行阳极 tDCS 治疗有三个研究改善了图命名,一个是 12 例亚急性期(卒中后 3~6 个月)不同类型(8 例 Broca、2 例混合性、1 例命名性、1 例传导性)失语症患者;第二个是 3 例非流利型失语症患者;第三个是 8 例慢性期流利型失语症患者。阴极刺激右侧颞上回的一个小样本(21 例,分为三组)试验对象是亚急性期完全性失语症,7 例患者听理解得到显著提高。

　　根据功能性磁共振图命名任务下左颞叶激活最高任务相关区,确定慢性恢复期不同类型失语症患者 tDCS 刺激部位的一项随机临床对照研究显示,经过 15 次言语治疗合并 tDCS,治疗组(34 例)较假刺激组(40 例)图命名有改善。

　　根据半球间竞争的概念,tDCS 研究旨在阴极刺激 Broca 区的右半球对应区,两项小样本研究采用阴极 tDCS,图命名改善;另外两项对该区进行阳极刺激结合 MIT 疗法,一项研究显著提高了 6 例患者的语音流畅性,一项提高了 6 例慢性失语症患者的词产生。另外,有三个小样本交叉试验研究同时刺激双侧半球对应区,将阳极放置于左侧额下回、阴极于右侧额下回(10～15 次治疗)结合语言治疗,慢性脑血管病患者改善了言语和发音。

　　Broca 区和 Wernicke 区哪个刺激部位可以获得更好的治疗效果?一项随机交叉试验研究对左侧额颞或额颞顶脑血管病亚急性期失语症患者(20 例)进行 5 天阳极 tDCS 合并语言治疗,图命名改善显示左 Wernicke 区 tDCS 优于 Broca 区。然而,另一项随机交叉试验(13 例)对慢性期失语症患者进行一次 tDCS 加语言治疗,结果显示 Broca 区是理想的刺激部位。该试验选择的患者非流利型 6 例,流利型 7 例,未报告脑损伤部位;失语程度由轻到重度,治疗时间短。因此,两个试验无法比较。

　　一项对脑血管病慢性失语症个体 tDCS 治疗后改善命名的荟萃分析(7 个研究,68 例患者)显示,tDCS 对改善命名有益,并显示治疗次数依赖性效应(>5 次),阳极优于阴极,左侧优于右侧。而且,无论失语症的严重度、理解障碍、卒中后病程如何,重复治疗是有益的。

　　由于超急性期脑血管病的临床治疗采用了许多新的治疗方法,如溶栓、机械取栓,造成脑梗死部位的多样化,使得经典的失语症类型越来越少,预后越来越好。此外,脑损伤的大小、皮质下纤维束的完整性、个体之间的解剖差异、损伤邻近区和远隔区语言功能代偿的差异等因素对刺激参数和刺激节点的选择及预后有着重要的影响。因此,推荐非侵入性脑刺激促进脑血管病失语症恢复采用个体化治疗,才能达到更好的效果。

(宋为群　张大华　张甜甜　赵钰婷)

参 考 文 献

[1] Bakheit AM, Shaw S, Barrett L, et al.A prospective, randomized, parallel group, controlled study of the effect of intensity of speech and language therapy on early recovery from poststroke aphasia.Clin Rehabil, 2007, 21(10): 885-894.

[2] Greener J, Enderby P, Whurr R.Speech and language therapy for aphasia following stroke.Cochrane Database of Systematic Reviews, 2015, 5(5): CD000425.

[3] Bunker LD, Wright S, Wambaugh JL.Language Changes Following Combined Aphasia and Apraxia of Speech Treatment.Am J Speech Lang Pathol, 2018, 27(1S): 323-335.

[4] Van Der Meulen I, Van De Sandt-Koenderman MW, Heijenbrok MH, et al.Melodic Intonation Therapy in Chronic Aphasia: Evidence from a Pilot Randomized Controlled Trial.Front Hum Neurosci, 2016, 10: 533.

[5] Li WB, Zhang T.Mechanism of improved speech production by voice cues in non-fluent aphasia patients..Chinese Medical Journal, 2013, 126(24): 4794-4796.

[6] Kurland J, Stanek EJ, Stokes P, et al.Intensive Language Action Therapy in Chronic Aphasia: A Randomized Clinical Trial Examining Guidance by Constraint.Am J Speech Lang Pathol, 2016, 25(4S): S798-S812.

[7] Woldag H, Voigt N, Bley M, et al.Constraint-Induced Aphasia Therapy in the Acute Stage: What Is the Key

Factor for Efficacy? A Randomized Controlled Study.Neurorehabil Neural Repair, 2017, 31(1): 72-80.

[8] Meteyard L, Bose A.What Does a Cue Do? Comparing Phonological and Semantic Cues for Picture Naming in Aphasia.J Speech Lang Hear Res, 2018, 61(3): 658-674.

[9] A Systematic Review of Semantic Feature Analysis Therapy Studies for Aphasia.J Speech Lang Hear Res, 2018, 61(5): 1261-1278.

[10] Naeser MA, Martin PI, Theoret H, et al.TMS suppression of right pars triangularis, but not pars opercularis, improves naming in aphasia .Brain Lang, 2011, 119(3): 206-213.

[11] Rosso C, Perlbarg V, Valabregue R, et al.Broca's area damage is necessary but not sufficient to induce after-effects of cathodal tDCS on the unaffected hemisphere in post-stroke aphasia.Brain Stimulation, 2014, 7(5): 627-635.

[12] Fiori V, Cipollari S, Di Paola M, et al.tDCS stimulation segregates words in the brain: evidence from aphasia. Front Hum Neurosci, 2013, 7: 32-40.

[13] Marangolo P, Fiori V, Di Paola M, et al.Differential involvement of the left frontal and temporal regions inverb naming: a tDCS treatment study.Restor Neurol Neurosci, 2013, 31(1): 63-72.

[14] Campana S, Caltagirone C, Marangolo P.Combining Voxel-based Lesion-symptom Mapping(VLSM)With A-tDCS Language Treatment: Predicting Outcome of Recovery in Nonfluent Chronic Aphasia.Brain Stimul, 2015, 8(4): 769-776.

[15] Wu D, Wang J, Yuan Y.Effects of transcranial direct current stimulation on naming and cortical excitability in stroke patients with aphasia.Neurosci Lett, 2015, 589: 115-120.

[16] Fridriksson J, Richardson JD, Baker JM, et al.Transcranial direct current stimulation improves naming reaction time influent aphasia: a double-blind, sham-controlled study.Stroke, 2011, 42(3): 819-821.

[17] Fridriksson J, Rorden C, Elm J, et al.Transcranial Direct Current Stimulation vs Sham Stimulation to Treat Aphasia After Stroke: A Randomized Clinical Trial.JAMA Neurol, 2018, 75(12): 1470-1476.

[18] Cipollari S, Veniero D, Razzano C, et al.Combining TMS-EEG with transcranial direct current stimulation language treatment in aphasia.Expert Rev Neurother, 2015, 15: 833-845.

[19] Marangolo P, Fiori V, Sabatini U, et al.Bilateral Transcranial Direct Current Stimulation Language Treatment Enhances Functional Connectivity in the Left Hemisphere: Preliminary Data from Aphasia.J Cogn Neurosci, 2016, 28(5): 724-738.

[20] Spielmann K, van de Sandt-Koenderman WM, Heijenbrok-Kal MH, et al.Comparison of two configurations of transcranial direct current stimulation foraphasia treatment.J Rehabil Med, 2018, 50(6): 527-533.

[21] Winstein CJ, Stein J, Arena R, et al.Guidelines for Adult Stroke Rehabilitation and Recovery.Stroke, 2016, 47(6): 98-169.

[22] Binder JR.Current Controversies on Wernicke's Area and its Role in Language.Curr Neurol Neurosci Rep, 2017, 17(8): 58-68.

[23] Basilakos A.Contemporary approaches to the management of post-stroke apraxia of speech.Seminars in speech and language, 2018, 39(1): 26-36.

[24] Radanovic M, Mansur LL.Aphasia in vascular lesions of the basal ganglia: A comprehensive review.Brain & Language, 2017, 173: 20-32.

[25] Flamand RC, Falissard B, RozeE, et al.Validation of a new language screening tool for patients with acute stroke: the Language Screening Test(LAST).Stroke, 2011, 42(5): 1224-1229.

［26］Yang H，Tian S，Flamandroze C，et al.A Chinese version of the Language Screening Test（CLAST）for early-stage stroke patients.PLoS ONE，2018，13（5）：e0196646.

［27］Nguyen HS，Sundaram SV，Mosier KM，et al.A method to map the visual cortex during an awake craniotomy.J Neurosurg，2011，114（4）：922-926.

［28］Savill NJ，Cornelissen P，Pahor A，et al.rTMS evidence for a dissociation in short-term memory for spoken words and nonwords.Cortex，2019，112：5-22.

第六章　认知障碍康复

第一节　概　　述

一、概念

认知功能是人体大脑高级机能之一,是指人在对客观事物的认识过程中,对感觉输入信息的获取、编码、操作、提取和利用的过程。认知功能障碍是指各种原因导致的认知功能损害,包括轻度认知障碍直至痴呆。轻度认知障碍(mild cognitive impairment, MCI)是指记忆力或其他认知功能进行性减退,但不影响日常生活能力,且未达到痴呆的诊断标准。痴呆(dementia)是一种以获得性认知功能损害为核心,并导致患者日常生活、社会交往和工作能力明显减退的综合征。卒中后认知障碍(PSCI)是指在卒中这一临床事件以后6个月内出现达到认知障碍诊断标准的一系列综合征。主要表现为结构和视空间功能、记忆力、执行功能、定向力、注意力障碍等。卒中后认知障碍(PSCI)包括卒中后认知障碍非痴呆(poet-stroke cognitive impairment non dementia, PSCIND)和卒中后痴呆(poet-stroke dementia, PSD)的不同程度的认知障碍。

二、病因

目前痴呆已经成为老年人群致死和致残的主要疾病之一,而阿尔茨海默病(Alzheimer's disease, AD)是痴呆的首要病因。认知障碍常见的病因有脑变性病如阿尔茨海默病、肝豆状核变性、皮质-纹状体-脊髓联合变性等。慢性代谢性疾病或中毒性脑病,如心肺衰竭、甲状旁腺功能亢进或减退、肾上腺皮质功能亢进、尿毒症、慢性肝功能不全、贫血、慢性电解质紊乱、维生素B缺乏、叶酸缺乏等。颅内感染如脑炎、脑膜炎、神经梅毒等。还有脑血管病、颅脑外伤、颅内占位性病变、缺氧性脑病、营养缺乏性脑病、中毒性疾病等均为引起认知障碍的病因。

三、流行病学

根据中国认知与老化研究(COAST研究),截至2009年,中国有920万痴呆患者,其中62.5%的痴呆患者都是AD导致的。我国最新数据显示,卒中后认知障碍(poet-stroke cognitive impairment, PSCI)的总体发病率为80.97%。世界卫生组织统计数据显示,阿尔茨海默病是老年患者最常见的痴呆类型,65岁以上老年人阿尔茨海默病患病率在发达国家为4%~8%,我国为3%~7%。

四、危险因素

认知功能障碍危险因素中,不可干预因素包括年龄、性别与种族、遗传因素、家族史、教育水平等;可干预因素包括高血压、2型糖尿病、心肌梗死、充血性心力衰竭、心房颤动、脑血管病、脑外伤、肥胖、代谢综合征、社交活动、生活方式（如吸烟、饮酒、饮食结构、体力活动）等。通过参加各种增加脑力活动，如阅读、购物、社交等，均可以减少痴呆的发病风险。

五、预后

脑血管病的类型、反复发作的次数、损伤部位和体积、内侧颞叶是否萎缩以及并存的退行性病变等多项因素影响着认知功能的预后。PSCI 显著增加卒中患者的死亡风险。

国际上新的观点和热点开始关注和识别认知损害程度尚未达到痴呆程度的早期 PSCI，更有助于实现症状的早期干预和改善预后。我国一项研究发现，卒中后认知功能障碍与患者偏瘫成显著正相关，且认知功能障碍较重的急性卒中患者偏瘫程度较重。认知障碍是脑血管病患者常见的神经心理学症状。2015 世界卒中日宣言明确提出"卒中后痴呆是卒中医疗不可或缺的一部分"。2016 年 2 月的国际卒中会议也提出了"需将认知障碍和卒中干预策略进行整合"的理念。2016 年 5 月，美国心脏协会（American Heart Association，AHA）联合美国卒中协会（American Stroke Association，ASA）联合发布了首部《成人卒中康复指南》，该指南更加强调了记忆与认知康复评定在卒中康复中的重要性，且ⅠA级推荐卒中患者应进行认知功能训练。认知障碍从死亡率、肢体康复和功能性活动能力几个方面影响脑损伤康复的结局，因此，对 PSCI 提倡早筛查、早发现、早康复评定、早干预的原则，其治疗包括危险因素的预防干预、药物治疗和康复治疗。

（商晓英）

第二节　认知功能康复评定

按照最新的世界卫生与健康组织的《国际功能、残疾和健康分类》（ICF）框架，康复评定应从功能与结构、活动、社会参与层面进行。

一、认知功能康复评定的原则

根据认知功能的分型，确定评定工具，依据综合的、客观的、动态的原则进行评定，为临床康复方案的制订提供科学的依据。美国成人卒中康复指南推荐所有卒中患者出院前应筛查认知障碍（Ⅰ级推荐，B级证据）。

二、认知功能评定的形式

传统的评定形式多为主观的、图片形式；随着科技的进步，评定形式也向客观的、计算机形式转变；随着信息化的飞速发展，使用手机随时随地进行评定或远程信息化评定也将会成为被临床康复医师、康复治疗师、康复护士及广大患者所接受的评定方式。

三、认知功能康复评定的内容

认知功能一般分为定向力、计算力、言语、人格、视空间结构、记忆力、注意力和执行力等。认知障碍的康复评定分为认知功能检查、认知重症度检查、精神症状和异常行动的检查以及日常生活活动能力（ADL）康复评定、个体活动能力和社会参与能力康复评定、生活质量（QOL）康复评定等。认知功能检测属于神经心理学研究的范畴，目前多采用量表进行康复评定,常用的筛查量表有简易精神状态检查(Mini-Mental State Examination, MMSE)(表6-2-1)、蒙特利尔认知康复评定量表(Montreal Cognition Assessment, MoCA)(表6-2-2)、长谷川痴呆量表(Hasegawa Dementia Scale, HDS)(表6-2-3)和基本认知能力测验。韦氏成人智力量表(Wechsler Adult Intelligence Scale, WAIS)也常用于认知功能的康复评定。

约翰霍普金斯改良认知康复评定量表(Adapted Johns-Hopkins Cognitive Exam, ACE)用于重症患者认知功能筛查。HDS-R 和 MMSE 等康复评定方法对有些患者可能会造成心理伤害而不被接受,这时可以采用时钟描绘法等基本认知能力测验。蒙特利尔认知康复评定(MoCA)涵盖的认知领域较 MMSE 广,包括注意与集中、执行功能、记忆、语言、视空间结构技能、抽象思维、计算和定向力,是专门为筛查轻度认知功能障碍(mild cognitive impairment, MCI)而设计的,其在识别 MCI 时有较高的敏感度(80%~100%)和特异度(50%~76%)。MoCA 在区别正常老年人与 MCI 时较 MMSE 更具准确性。视空间结构功能损害常用的康复评定测验包括图形临摹(交叉五边形、立方体、Rey-Osterreith 复杂图形)、画钟测验、韦氏成人智力量表(WAIS)积木测验等。WAIS 积木测验对鉴别 MCI 及痴呆有一定作用。单独应用 MMSE 对 MCI 不敏感,可以联合其他检查以提高敏感度。淡漠、抑郁、焦虑和夜间行为紊乱等精神行为症状数目越多,程度越重,MCI 转化为痴呆的风险越高,恶化的速度越快。因此,临床应对精神行为症状进行关注和康复评定。日常生活活动能力包括基本日常能力(basic activities of daily living, BADL)和工具性日常能力(instrumental activities of daily living, IADL)。社会功能活动问卷(functional activities questionnaire, FAQ)中的部分调查项目可很好地区分认知水平正常人群及 MCI 人群,能够帮助识别和诊断 MCI。对 PSCI 患者应进行早期认知功能康复评定,并每3个月进行再康复评定,但需注意防止练习效应和测试疲劳的出现。计算机认知功能康复评定一定程度上克服了传统神经心理检测的不足,使用计算机认知功能康复评定可以提升康复评定的速度和质量,有利于数据管理。

表6-2-1 简易精神状态检查(MMSE)

项目		积分				
定向力 (10分)	1.今年是哪一年?				1	0
	现在是什么季节?				1	0
	现在是几月份				1	0
	今天是几号?				1	0
	今天是星期几?				1	0
	2.你住在哪个省?				1	0
	你住在哪个县(区)?				1	0
	你住在哪个乡(街道)?				1	0
	咱们现在在哪个医院?				1	0
	咱们现在在第几层楼?				1	0
记忆力 (3分)	3.告诉你三种东西,我说完后请你重复一遍并记住,待会还会问您(各1分,共3分)。		3	2	1	0
注意力和计算力 (5分)	4. 100-7=? 连续减5次(93、86、79、72、65。各1分,共5分。若错了,但下个答案正确,只记一次错误)。	5	4	3	2	1	0

续表

项目			积分			
回忆能力 （3分）	5.现在请你说出我刚才告诉你让你记住的那些东西。		3	2	1	0
语言能力 （9分）	6.命名能力 出示手表,问这个是什么东西? 出示钢笔,问这个是什么东西?				1	0
	7.复述能力 我现在说一句话,请跟我清楚的重复一遍(四十四只石狮子)!				1	0
	8.阅读能力 (闭上你的眼睛)请你念念这句话,并按上面意思去做!				1	0
	9.三步命令 我给您一张纸请您按我说的去做,现在开始:"用右手拿着这张纸,用两只手将它对折起来,放在您的左腿上。"(每个动作1分,共3分)。		3	2	1	0
	10.书写能力要求受试者自己写一句完整的句子。				1	0
	11.结构能力 (出示图案)请你照上面图案面下来!				1	0

表6-2-2 蒙特利尔认知评估量表(MoCA)

姓名: 性别: 出生日期: 教育水平: 检查日期:

续表

记忆	阅读名词清单,必须重复阅读。读2次,在5分钟后回忆一次		脸面	天鹅绒	教堂	雏菊	红色	不计分
		第1次						
		第2次						

注意	读出下列数字,请患者重复(每秒1个)。	顺背[　]	21 854	__/2
		倒背[　]	742	

读出下列数字,每当数字出现1时,患者敲1下桌面,错误数大于或等于2不给分。	[　]52139411806215194511141905112	__/2

100连续减7	[　]93 [　]86 [　]79 [　]72 [　]65	__/3
4～5个正确给3分,2～3个正确给1分,全部错误为0分。		

语言	重复:我只知道今天李明是帮过忙的人。[　]当狗在房间里的时候,猫总是藏在沙发下[　]	__/2
	流畅性:在1分钟内尽可能多地说出以"发"字开头的词语或俗语。[　]_____(N≥11名称)	__/1

抽象	请说出它们的相似性。例如:香蕉—桔子=水果　火车—自行车=[　]手表—尺子=[　]	__/2

延迟回忆	回忆时不能提醒	脸面[　]	天鹅绒[　]	教堂[　]	雏菊[　]	红色[　]	在没有提示的情况下给分	__/2
	类别提示							__/2
	多选提示							__/2

定向	星期[　] 月份[　] 年[　] 日[　] 地方[　] 城市[　]	__/6

总分	__/30 教育年限≤12年加1分	__/30

表6-2-3 长谷川痴呆量表(HDS)

问题	分数
1.今天是几月几日?星期几?	0,3
2.这里是什么地方?	0,2.5
3.您多大年龄?(相差3～4岁为正确)	0,2
4.从最近发生的事中(根据不同的病例,预先从周围人员中了解)选一个,然后再问:此事发生在何年何月(几个月前发生)?或者发生在什么时候?	0,2.5
5.你出生在什么地方?	0,2
6.抗日战争是什么时候开始的?(相差3～4年为正确)	0,3.5
7.一年有多少天?(或一小时有多少分钟?)	0,2.5

问题	分数
8. 现在我国总理是谁?	0, 3
9. 100 连续减 7 等于多少?（100-7=93）（93-7=86）	0, 2, 4
10. 按相反顺序说出以下数字: 6-8-2, 3-5-2-9	0, 2, 4
11. 记忆五件物品（香烟、火柴、钥匙、钟表、铅笔）分别拿出来再藏起来,问是什么东西?	0, 0.5, 1.5, 2.5

（商晓英）

第三节　认知障碍药物治疗

目前改善认知障碍的药物很多,临床研究显示,有的药物可以延缓老年人记忆力的下降,有的药物可以改善认知障碍的症状,但药物治疗的利弊和疗效尚有待商榷。根据循证医学证据,认知障碍的药物疗效有待进一步证实。

一、病因治疗

针对认知障碍的病因进行治疗。如脑卒中导致的认知障碍应积极治疗脑卒中,尽量减少或减轻认知障碍的发生;对酒精中毒导致的认知障碍应补充维生素 B_1。对甲状腺功能低下导致的认知障碍应进行激素替代治疗等。

二、认知障碍治疗

认知障碍药物的潜在治疗靶点包括核心症状（认知、行为）的缓解、减慢进展和精神心理症状（抑郁、焦虑、激越）的治疗。研究表明,乙酰胆碱酯酶抑制剂可改善认知功能和全脑功能。系统分析和随机对照研究还发现,尼莫地平能改善卒中后血管性认知功能,减少患者心脑血管事件。因此,建议应用乙酰胆碱酯酶抑制剂改善脑血管病后认知功能和全脑功能,应用钙拮抗剂尼莫地平预防和延缓脑血管病后认知功能损害或痴呆的发生发展。胆碱酯酶抑制剂多奈哌齐、加兰他敏可用于卒中后认知障碍的治疗,改善患者的认知功能和日常生活能力。美金刚的安全性和耐受性好,但认知及总体改善不显著。尼麦角林对于卒中后认知障碍患者可能有效。尼莫地平对于不同类型的认知障碍均可能获益,在血管性痴呆患者某些预后康复评定量表和记忆能力指标方面有一定的改善作用。丁苯酞能够改善皮质下非痴呆性血管性认知障碍患者的认知功能和整体功能,并具有良好的安全性和耐受性。脑活素可以改善血管性痴呆患者的认知功能。银杏叶制剂对延缓正常老人记忆力下降有轻微作用,但不能抑制轻度认知功能障碍转化成痴呆。临床研究显示,银杏叶提取物对 AD、多发梗死性痴呆和轻度认知障碍治疗有效,可改善患者的认知功能、日常生活能力及痴呆相关症状。与患者交代治疗益处和可能风险后,可以适当选用银杏叶、脑蛋白水解物、奥拉西坦或吡拉西坦等作为协同辅助治疗药物。积极控制高血压、高血糖和高脂血症对预防和减轻卒中后认知障碍可能有益。

三、中药治疗

有研究认为,中药含有多种有效成分,具有发挥多种作用靶点的药理特点,符合 AD 多因素、多种病理机制的变性病发病特点。有较多的临床试验研究了银杏叶提取物 (EGb 761)对 AD 的治疗作用。临床研究显示,银杏叶提取物(EGb 761)对 AD、多发梗死性痴呆和轻度认知障碍(MCI)治疗有效,可改善患者的认知功能、日常生活能力及痴呆相关症状。研究发现,银杏叶提取物对缓解淡漠、焦虑、易激惹、抑郁、谵妄等精神症状有益。但是美国研究结果显示,银杏叶提取物不能有效降低正常老人或 MCI 患者出现 AD 的概率。这一研究结果提示银杏叶可能对 AD 防治有一定效果,但这一结果尚需前瞻性随机对照试验的进一步验证。此外,还有临床根据中医辨证施治原则给予中药防治认知障碍的报道,但终因试验设计缺乏在诊断标准、疗效评价等方面的一致性,而缺少足够的循证医学证据。

(商晓英)

第四节　认知障碍康复治疗

认知障碍康复应以个体化、从易到难、循序渐进为原则,基本训练和强化训练相结合,除了要关注患者的神经心理功能、日常生活活动能力、生活质量以外,家属的参与度、改变外界环境、社会参与能力等也不容忽视,应该包含于整体康复方案之中。认知障碍康复的目标是改善现有的认知功能,提高日常生活活动能力、生活质量和社会活动能力,使患者最大限度地回归社会。

认知障碍是脑血管病后常见的功能障碍,发病率高,如果不进行干预会不同程度地进行性加重,影响运动功能的康复,影响日常生活活动能力(ADL)和生活质量(QOL),影响社会参与度,会给家庭和社会增加负担。因此,认知障碍康复不容忽视,对患者进行及时的认知障碍康复评定,并及早采取综合的干预措施是提高卒中患者康复管理质量的重要环节。认知障碍的康复有功能恢复训练和代偿训练。

一、注意障碍康复

注意力是一项基本的认知功能,是其他认知功能的基础。注意广度、注意维持、注意转移、注意分配是注意力的四大特征。注意障碍康复一般采用划消、游戏、阅读选择、听觉选择、表达性注意训练、接受性注意训练、双任务训练等。

二、记忆障碍康复

记忆障碍康复可以在日常生活活动当中利用吃饭、穿衣、记事、钟表、写日记、填写表格、购物等方式,通过反复朗读、叙述、复述、制订活动计划、时间表等方法进行训练。

三、失认症康复

视觉失认可以利用卡片、照片、人物、常用物品等让患者确认颜色、物品名称及用途、人员关系、叙述故事等。

听觉失认可以让患者闭眼听声音,然后在图片上确认声音的来源;还可以在嘈杂的声音中确定特定声音的次数。

触觉失认可以让患者闭眼触摸熟悉的物品,通过感受其形状、质地等说出其名称来进行视觉反馈训练,还可以通过抓豆、触摸砂子等进行功能活动训练。

四、中医传统康复

通过辨证论治,应用中药、针灸、推拿等中医传统康复有一定的辅助治疗作用。

五、伴随疾病的治疗

认知障碍常见的伴随疾病有营养不良、抑郁、脑血管病等,对伴随疾病的积极干预管理,有利于改善认知功能,延长患者的生存时间。

六、危险因素的治疗

对糖尿病、心肌梗死、心衰、脑血管病、肥胖、代谢综合征、吸烟、饮酒等危险因素的积极有效干预可以减少认知障碍的发病率,对认知功能的改善也具有一定的辅助作用。

七、康复治疗新进展

远程认知康复(也称线上认知康复)具有信息量大、双向互动等特点,可以通过远程管理延伸医院的康复治疗方案、追踪康复疗效、提高患者的康复疗效和患者满意度。

虚拟现实技术通过虚拟多种环境,使患者有身临其境的感觉,由于趣味性强、患者易于接受,可以广泛应用于认知障碍康复领域。

临床观察显示,经颅直流电刺激、经颅磁刺激对认知功能的改善具有一定的疗效。

（商晓英）

第五节　失用症康复

失用是指脑损伤后出现的执行器官没有异常的情况下,不能执行有目的的动作行为。特点是患者能够很好地配合检查,其失用症不是因为言语理解障碍、动作器官的运动障碍和感觉障碍、精神障碍等原因所引起。失用症主要分为意念性失用、运动性失用、意念运动性失用以及结构性失用、穿衣失用、口颜面失用等。

一、意念运动性失用康复

采用提醒、启发患者无意识的、自发的动作逐渐达到有目的的功能性动作,如梳头、刷牙等。

二、意念性失用康复

对于意念性失用的患者,可以选择日常生活中由系列动作组成的完整动作,由简到难来进行训练,如摆放餐具后吃饭、洗完脸后擦脸以及打开牙膏盖、从牙杯中取出牙刷、将牙膏涂在牙刷上、刷牙等,除了训练分解动作外,更重要的是提醒、帮助患者直至达到能够正常完成下一个动作。也可以采用故事图片排序,根据患者的进步可逐渐增加故事情节的复杂性。

三、运动性失用康复

以暗示、提醒、示范等方式由简到难进行训练。如洗脸、刷牙、梳头等。

四、结构性失用康复

可以采用拼图、绘画、图形模仿、动作模仿、立体模型组合、家具布置摆放等方式,从二维到三维进行训练。

五、穿衣失用康复

可以制作穿衣顺序图,让患者看图穿衣,逐渐养成穿衣习惯。根据衣服的种类由简到难进行训练。

六、口颜面失用康复

可以利用镜子进行反复模仿训练,如伸舌、眨眼、鼓腮等。

七、偏侧忽略康复

偏侧忽略可通过视觉扫描训练、感觉觉醒训练、提高 ADL 等方法进行训练。视觉扫描训练如光源刺激、划消、模仿图卡绘画、立方体临摹等。感觉觉醒训练如提醒患者注意患侧、在忽略侧与患者交流、拍打刺激忽略侧、将物品放在忽略侧让患者用另一侧手越过中线去取等。提高 ADL 通常采用功能代偿和调整环境等方式,如在书本、餐桌、地面等处做标记、改变房间内物品摆放位置、忽略侧轮椅手闸加长等。训练时建议带三棱镜。

(商晓英)

参 考 文 献

[1] Qu Y, Zhuo L, Li N, et al.Prevalence of post-stroke cognitive impairment in China: a community-based, cross-sectional study.PLoS One, 2015, 10(4): e0122864.

[2] Al-Qazzaz NK, Ali SH, Ahmad SA, et al.Cognitive impairment and memory dysfunction after a stroke diagnosis: a post-stroke memory assessment.Neuropsychiatric Dis Treat, 2014, 10: 1677-1691.

[3] Zhong XP, Geng JG, Lu Y, et al.Correlation of cognitive dysfunction with hemiplegia and aphasia in patients with acute stroke.Chinese Journal of Clinical Rehabilitation, 2006, 10:181-183.

[4] Cicerone KD, Dahlberg C, Malec JF, et al.Evidence-basedcognitive rehabilitation: updated review of the literature from1998 through 2002 .Arch Phys Med Rehabil, 2005, 86(8): 1681-1692.

[5] Whyte EM, Lenze EJ, Butters M, et al.An open-label pilotstudy of acetylcholinesterase inhibitors to promote

functionalrecovery in elderly cognitively impaired stroke patients .Cerebrovasc Dis, 2008, 26(3): 317-321.

[6] López-Arrieta JM, Birks J.Nimodipine for primary degenerative, mixed and vascular dementia.Cochrane Database Syst Rev, 2002, (3): CD000147.

[7] Pantoni L, Basile AM, Pracucci G, et al.Impact of age-related cerebral white matter changes on thetransition to disability--the LADIS study: rationale, design and methodology.Neuroepidemiology, 2005, 24(1-2): 51-62.

第七章

脑血管病的心肺康复治疗

第一节 概 述

心肺疾病是脑血管病患者的常见并发症,卒中后心血管并发症主要有未控制的高血压、冠心病、心绞痛、心肌梗死、严重的房性或室性心律失常、充血性心力衰竭。卒中后肺部并发症主要有肺炎、肺不张及慢性阻塞性肺疾病。

心肺康复的定义:综合采用主动积极的身体、心理、行为和社会活动的训练与再训练,帮助患者缓解症状,改善心肺功能,在生理、心理、社会、职业和娱乐等方面达到理想状态,提高生活质量,积极干预危险因素,阻止或延缓疾病的发展过程,减轻残疾和减少再次发作的危险。

心血管功能概况:每天心脏搏出量 5 600L,动脉壁富有肌层,将血液输送至身体远端,静脉肌层发育不全,作为容量血管,毛细血管血液循环末端,占全血容量的5%。毛细血管只有一层内皮细胞,其管腔仅容许单个红细胞通过,有利于血液与组织之间充分进行的物质交换。

呼吸功能概况:通气功能——通过呼吸使空气进入肺泡,然后再排出体外;换气功能——通过肺泡壁的毛细血管二氧化碳弥散进入肺泡,然后随呼气排出,同时氧气进入血管,与血红蛋白结合,运输到组织进行代谢。完整的呼吸包括三个环节:外呼吸、气体运输、内呼吸。

运动与心血管的适应性:运动可以使心室壁增厚、心肌收缩能力提高,心腔扩大、舒张末期容积增加,射血分数提高、心脏每搏量增加,心输出量增加;同一运动强度下,心率减慢,心肌耗氧水平下降(两项乘积);运动可以促进心肌侧支循环的建立、心肌缺血阈提高。

运动与肺功能适应:运动可以使肺通气量增加、气体交换能力增强、残气量减少。

早期活动对心肺的影响和机制:避免绝对卧床的不利影响。绝对卧床可导致血容量降低、血流速度缓慢、血液黏滞度增高、血栓形成增加、心脏负荷增加、心肌耗氧增加、血管调节功能障碍、心率增快。对呼吸系统的影响则是导致肺通气/灌流比例失调、横膈运动困难、运动耐力下降(每天降低1%)。青年人强制性卧床20天可导致血浆容量减少15%~20%、总血容量减少5%~10%、心脏容量减少11%、左心舒张末期容量减少6%~11%、最大运动能力降低到65岁的水平。血管制动后冠状动脉血流速度基本不变,其余各动脉血流速度均有减少,腹主动脉血流速度减少24.4%、股动脉血流速度减少50%、大脑中动脉血流速度减低、下肢静脉血流阻力增加91%。

(刘 楠)

第二节　心肺功能康复评定

一、心肺运动试验

（一）定义

在运动过程中，连接心电图及呼吸气体分析系统进行患者运动中的心电及气体分析，测定通气量和呼出气中氧和二氧化碳的含量，并以此推算耗氧量、二氧化碳排出量等各项气体代谢的参数。它主要反映人体核心功能——气体代谢，反映最大运动能力，揭示心肺病理和病理生理，指导康复训练和出院后治疗。

病情稳定者均属于适应证。

不稳定者均属于禁忌证。

绝对禁忌证：未控制的心力衰竭或急性心衰；血液动力学不稳的严重心律失常（室性或室上性心动过速、多源性室早、快速型房颤、Ⅲ°房室传导阻滞等）；不稳定型心绞痛或增剧型心绞痛；近期心肌梗死后非稳定期；严重未控制的高血压。

（二）分类

症状限制性运动试验：以运动诱发呼吸或循环不良的症状、体征、心电图异常及心血管运动反应异常作为运动终点的试验方法。用于诊断冠心病、康复评定心功能和体力活动能力、制订运动处方等。

低水平运动试验：以特定的心率、血压和症状为终止指标的试验方法。适用于急性心肌梗死后或病情较重者。

（三）方案

1. 活动平板试验方案　有改良 Bruce 方案、Naughton 方案、Balke 方案等。

特点：运动方式自然，最常用，可以达到最大 VO_2max。

2. 踏车试验方案

运动负荷：男：$300kg \cdot (m \cdot min^{-1})$ 起始，每 3 分钟增加 $300kg \cdot (m \cdot min^{-1})$。

女：$200kg \cdot (m \cdot min^{-1})$ 起始，每 3min 增加 $200kg \cdot (m \cdot min^{-1})$。

特点：运动安全感好、ECG 记录质量好、难以达到 VO_2max。

3. 手摇车运动试验方案　用于下肢功能障碍者。运动起始负荷 $150 \sim 200kg \cdot (m \cdot min^{-1})$，每级负荷增量 $100 \sim 150kg \cdot (m \cdot min^{-1})$，时间 $3 \sim 6$ 分钟。

特点：运动记录困难、难以达到 VO_2max。

4. 等长收缩运动试验方案　握力试验：以最大收缩力的 30% ～ 50% 作为运动强度，持续收缩 2 ～ 3 分钟。试验时要注意保持握力不变，否则运动负荷会有较大的误差。

定滑车重量试验：通过一个滑轮将重力（重锤）引向受试者的手或腿，受试者进行抗阻屈肘或伸膝，并始终保持关节角度不变。受试的重力可以从 2.5kg 开始，每级持续 2 ～ 3 分钟，负荷增加 2.5kg，直至受试者不能继续保持关节角度为止。

主观用力程度分级（RPE）：由 Borg 提出的根据运动者自我感觉用力程度衡量相对运动水平的半定量指标。在康复临床上已经广泛采用。15 级分法的主要优点是将 RPE 乘以 10 即为该用力水平时的心率（次 /min）。

（四）终止指征

外周循环灌注不良的表现：面色苍白、紫绀、冷汗等；出现中枢神经系统症状，如共济失调、头晕、恶心等。运动负荷增加而收缩期血压降低下降大于 10mmHg（低于安静水平）；收缩期血压超过 250mmHg 或舒张期血压超过 120mmHg。运动负荷增加心率不增加，甚至下降；ST 段压低>0.3mV 出现明显心绞痛（中等程度以上）。明显的心律失常；患者要求停止运动。

二、简易运动试验

简易运动试验是指采用定量步行（定时间或定距离）的方式，进行心血管功能康复评定的试验方法。试验过程中可以没有心电监护的条件。操作方法：选择平坦无障碍场地，嘱患者在安全和无症状的前提下，尽力行走 6 分钟或 12 分钟，测定行走的距离。注意：行走的场地不应该过短，以尽量减少转身动作对行走距离的影响。测试的环境应该固定，以减少不同场地对结果的影响。心血管疾病患者或心血管高危患者测试时可以采用心电监护，以将运动时的心率作为观测指标。

（一）适应证

12 分钟行走试验适用于心脏功能 Ⅱ ~ Ⅲ 级的患者。6 分钟行走试验适用于心脏功能 Ⅲ ~ Ⅳ 级的患者。

其他系统疾病患者可以根据心血管功能情况和患者的肢体活动能力选择 6 分钟或 12 分钟行走试验。

（二）禁忌证

重症和病情不稳定（参照心电运动试验的禁忌证），受试者不能理解运动方式或不配合。

三、VO_2max

VO_2max：反映有氧代谢能力的最常用指标，代表机体竭尽全力运动所达到的峰值耗氧量，是人的综合体力指标。心脏病患者的 VO_2max 主要决定于心肺功能，运动肌肉的代谢能力。在康复和临床上是综合反映心肺功能状态和体力活动能力的最好生理指标。数值大小主要取决于心排血量、动静脉氧差、氧弥散能力和肺通气量，是有氧代谢能力康复评定的重要指标。

VO_2max 由极量运动试验直接测定。最大吸氧量标准：主观精疲力尽、呼吸商>1.1、递增负荷后，吸氧量增值小于 5% 或小于 $2mL/(kg \cdot min^{-1})$、心输出量和动静脉氧差测定、VO_2max= 心输出量 × 动静脉氧差、呼吸气分析[（呼出气 O_2%– 吸入气 O_2%）× 通气量]。

四、无氧阈

机体内的供能方式由有氧代谢为主向无氧代谢过渡的临界点，表明体力活动和心肺系统能为肌肉提供足以维持有氧代谢摄氧量的最高水平。安全的有氧运动是将靶心率控制在无氧阈值对应的心率以下，不引起代谢性酸中毒的最高的氧耗量。测定方法：参见心肺运动试验，测试结果可通过达到无氧阈的摄氧量、乳酸浓度、心率等来表示。

（一）通气无氧阈

当运动从有氧运动开始向无氧运动过渡时，摄氧量与肺通气量递增的线性相关关系丧失，测定此时的摄氧量。一般正常人不低于 $40\%VO_2max$。

（二）乳酸无氧阈

在递增负荷运动测验中，分别取血分析乳酸含量，当血乳酸突然明显增加达 40mmol/L 时，表示运动从有氧运动开始向无氧运动过渡。此时以血乳酸浓度为指标确定无氧阈。

（三）心率无氧阈

随运动负荷的增加心率发生非线性增长时，表示运动从有氧运动开始向无氧运动过渡，正常值为 60% ~ 70% 最大心率，4.5 ~ 6.5METs。

五、代谢当量

以安静、坐位时的能量消耗为基础，表达活动时相对能量代谢水平。$1MET=3.5mL\ O_2/(kg \cdot min^{-1})$。代谢当量是反映运动强度的最佳指标，可判断体力活动能力和预后。将运动试验所能达到的最高 VO_2 折算为 METs 或采用间接判断方式确定 METs，用以判断体力活动水平和预后，并作为是否进行手术治疗的选择参考。

判断体力活动能力和预后：

<5METs：65 岁以下的患者预后不良。

5METs：日常生活受限，相当于急性心肌梗死恢复期的功能储备。

10METs：正常健康水平，药物治疗预后与其他手术或介入治疗效果相当。

13METs：即使运动试验异常，预后仍然良好。

18METs：有氧运动员水平。

22METs：高水平运动员。

指导日常生活活动与职业活动：

≥7METs：可参加重体力劳动，METs 2.8 ~ 3.2，峰值 METs 5.6 ~ 6.4。

≥5METs：可参加中度体力劳动，METs<2.0，峰值 METs<4.0。

3 ~ 4METs：可参加轻体力劳动，METs 1.2 ~ 1.6，峰值 METs 2.4 ~ 3.2。

2 ~ 3METs：休息时无不适，可参加坐位工作，不能跑、跪、爬，站立或走动时间不能超过 10% 工作时间。

六、肺通气功能测定

四种基础肺容积：①潮气容积，平静呼吸时，每次吸入或呼出的气量；②补吸气容积，平静吸气后所能吸入的最大气量；③补呼气容积，平静呼气后能继续呼出的最大气量；④残气容积，补呼气后，肺内不能呼出的残留气量。以上四种为基础容积，彼此互不重叠。

静态肺通气功能康复评定包括四种肺容量：①深吸气量，平静呼气后能吸入的最大气量，等于潮气容积 + 补吸气容积；②肺活量，最大吸气后能呼出的最大气量，等于深吸气量 + 补呼气容积；③功能残气量，平静呼气后肺内所含有的气量，等于补呼气容积 + 残气容积；④肺总量，深吸气后肺内所含有的总气量，等于肺活量 + 残气容积。（表 7-2-1）

表 7-2-1 通气障碍分型康复评定

	阻塞型	限制型	混合型
通气测定			
FVC	N 或 ↓	↓↓	↓

续表

	阻塞型	限制型	混合型
FEV1.0%	↓↓	N 或 ↑	↓
MMF	↓↓	N 或 ↓	↓
MVV	↓↓	N 或 ↓	↓
肺容量测定			
VC	N 或 ↓	↓↓	↓
FRC	↑↑	↓↓	不等
TLC	N 或 ↑	↓↓	不等
RV/TLC	↑	N 或 ↑	不等
FEV1.0	↓↓	↓	↓

呼吸功能康复评定包括主观症状评定和日常生活活动吸吸功能评定(表7-2-2)。

呼吸功能康复评定——主观症状由气短气急症状分级(据 Borg 量表改进)。

1. 无气短气急。
2. 稍感气短气急。
3. 轻度气短气急。
4. 明显气短气急。
5. 气短气急严重,不能耐受。

表 7-2-2 呼吸困难分级

0级	存在肺气肿,但活动如常人,日常生活无影响
1级	一般劳动时出现气短
2级	平地步行无气短,速度较快或登楼上坡,同龄健康人正常而自己气短
3级	慢走不及百步即有气短
4级	讲话或穿衣等轻微动作时有气短
5级	安静时出现气短,无法平卧

呼吸功能康复评定——日常生活活动

0级:虽存在不同程度的肺气肿,但活动如常人,对日常生活无影响,活动时无气短。

1级:一般劳动时出现气短。

2级:平地步行无气短,速度较快或登楼、上坡时,同行的同龄健康人不觉气短而自己有气短。

3级:慢走不及百步即有气短。

4级:讲话或穿衣等轻微动作时即有气短。

5级:安静时出现气短,无法平卧。

(刘 楠)

第三节 心脏功能康复治疗

一、有氧训练

采用中等强度、大肌群、动力性、周期性运动，以提高机体氧化代谢运动能力的锻炼方式。广泛应用于各种心血管疾病康复、各种功能障碍者和慢性病患者的全身活动能力训练以及中老年人的健身锻炼。

（一）有氧训练禁忌证

各种疾病急性发作期或进展期、心血管功能不稳定：未控制的心力衰竭或急性心衰、严重的左心功能障碍、血液动力学不稳的严重心律失常（室性或室上性心动过速，多源性室性早搏，快速型房颤、Ⅲ°房室传导阻滞等）、不稳定型心绞痛、增剧型心绞痛、主观不合作或不能理解运动、感知认知功能障碍。

（二）仪器设备

不依赖设备，但设备有助于提高效果和安全性。

1. 活动平板 可以按计划调节步行速度、坡度，从而调节运动负荷的电动锻炼设备，有利于室内锻炼和心电/血压监护。

2. 功率自行车 运动中通过刹车调节运动负荷，下肢关节没有负担，有利于下肢骨性关节炎者。运动中可以稳定地检测心电图和血压。下肢障碍者可采用手摇功率自行车。

（三）训练目标

进行症状限制性心电运动试验，以确定患者最大运动强度、靶运动强度及总运动量。

年龄预计靶心率$[(220-年龄)\times(70\%\sim85\%)]$作为运动强度指标。每周运动量$700\sim2\,000cal$（步行$10\sim32km$），运动量小于$700cal$只能维持身体活动水平，而不能提高运动能力。运动总量无性别差异。

1. 准备活动 指训练运动之前进行的活动，逐渐增加运动强度以提高肌肉、肌腱和心肺组织对即将进行的较大强度运动的适应和准备，防止因突然的运动应激导致肌肉损伤和心血管意外，强度为训练运动的1/2左右，时间$5\sim10$分钟，包括医疗体操、关节活动、肌肉牵张、呼吸练习或小强度的有氧训练均可作为准备活动。

2. 体力训练 指达到靶强度的训练，一般为$15\sim40$分钟，是耐力运动的核心部分，根据训练安排的特征可以分为持续训练、间断训练和循环训练法。可采用持续训练的方法，如快走、健身跑、骑自行车等，强度宜偏小，在$60\%\sim75\%VO_2max$，完成运动后有劳累感，适用于健康人或经一定时间训练后的患者。也可以用间断训练法，比如运动中予以休息，缓解运动的应激刺激。被动休息 & 主动休息，时间：运动：休息$=1:1$或$1:1.5$；强度：可适当提高（$75\%\sim80\%\ VO_2max$），但累计达到靶心率的时间不应小于$10\sim15min$，这种方式适用于心脏病患者。还有循环训练法，由不同运动方式组成，通常是大肌群、小肌群、动力性运动、静力性运动交替进行，同时提高有氧能力和无氧能力，内容丰富，易于患者接受，强度同持续训练法。

3. 放松活动（或整理运动） 是指靶强度运动训练后进行低水平、有节奏的有氧运动，使心率逐渐恢复到热身前状态，目的是使肌肉的血流逐渐回到其他组织中去。其强度、方法和时间与准备活动相似。运动后不立即停止运动，而作一些轻松的整理、放松活动，保持良好静脉回流、维持一定的心输出量，防止直立性低血压或诱发心血管意外。方法：体操、散步、自我按摩等，时间 5～10 分钟。

（四）运动处方

1. 运动方式和原则 常用运动方式有大肌群的运动、步行、健身跑、游泳、骑自行车、划船、跳绳、跳舞、中国传统运动方式（拳术、各种练功法）等。近年来慢跑逐渐减少，以减少运动损伤和锻炼意外。快走、游泳、登山、骑车等方式的应用增多。锻炼的原则：因人而异、循序渐进、持之以恒、主动参与。

2. 强度 运动处方的制订需要确定靶强度。最好根据心肺运动试验。没有运动试验条件时，可以用患者的日常活动作为参照值，根据靶强度确定准备、训练和整理运动方式，将每次锻炼总量的 METs 值分解到各种预定的运动量（运动的 METs 值与运动时间的乘积），根据患者的情况确定个性化的训练注意事项。注意心血管反应：应先确定自己的心血管状态，40 岁以上者特别需要进行心电运动试验等检查，以保证运动时不要超过心血管系统的承受能力。

（1）单位时间的运动量：可以用运动负荷／时间（min）表示，例如速度 5km/h。也可以用代谢当量、心率或主观用力记分等表示，运动训练的目标强度称为靶强度。如代谢当量（METs）法：服用血管活性药物的患者常用 METs 进行运动量计算，一般以 50%～80% METmax 为靶强度。再比如主观用力记分（RPE）法：是根据患者运动时的主观感受确定运动强度的方法，患者最容易采用，特别适用与家庭和社区康复锻炼。也可以心率法：以 70%～85% 最大心率作为靶心率。

（2）心率预计值：没有心电运动试验时，可以采用心率预计值，最大心率（年龄预计值）=220－年龄（岁）。由于心血管活性药物的广泛使用，采用靶心率的方法受到限制。注意心血管用药与运动反应之间的关系。使用血管活性药物时要注意对靶心率的影响。

（3）其他运动强度方法：以一般身体情况和自我感觉良好为准，比如运动后心情舒畅，精神良好，工作精力充沛、饮食和睡眠良好，原有疾病症状有所改善。或者检查清晨睡醒时 1 分钟心率，宜保持平稳而稍有减慢趋势。

运动强度或量过大：不能完成运动、活动时因气喘而不能自由交谈、运动后无力；持续性疲劳和呼吸困难、运动当日失眠、运动后持续性关节酸痛、运动次日清晨安静心率明显变快或变慢，或感觉不适；胸痛、眩晕、恶心、呕吐、下肢疼痛或不适并不断加重，周围循环功能不良；心电图指征：ST 段偏移＞1mm，严重心律失常；患者要求停止运动。

3. 时间和频率 除去准备活动和整理活动外，靶强度的运动时间为 15～40 分钟；运动时间与运动强度成反比；在特定运动总量的前提下，运动强度越大，所需要的时间越短；在没有医学监护的条件下，一般减小运动强度和延长时间，提高训练安全性。一般为每天或隔天一次（3～5 次／周），运动频度少于 2 次／周效果不佳。

二、抗阻训练

抗阻训练可以提高肌肉力量和耐力，降低在日常活动中肌肉活动时的心脏负荷（如降低心率 - 血压乘积）、预防和治疗其他疾病和情况，如骨质疏松、2 型糖尿病和肥胖、增强进行日常生活活动的能力，增强自信心、保持独立、减缓年龄和疾病相关的肌肉量和肌肉力量下降。最大运动量的 40% ~ 80%，Borg 评分（11 ~ 14）。每周 3 次（隔天）或者上下肢轮流进行。训练肌群：8 ~ 10 组肌群，每个动作重复 8 ~ 15 次，2 ~ 3 组、组间休息 1 ~ 2 分钟；先小肌群再大肌群。

（刘　楠）

第四节　脑血管病肺康复治疗

脑血管病是中老年的高发病之一，具有发病率高、死亡率高和致残率高的特点。由于高龄及脑血管病引起的各种病理生理改变，卒中后患者常出现各种呼吸系统的并发症，导致生活质量严重下降。脑血管病肺康复旨在通过各种康复治疗提高患者的肺功能、活动耐量，减少卒中后各种呼吸系统的并发症，恢复患者参与体力与社会活动的能力，从而改善卒中患者的生活质量。因此，卒中后肺康复对患者、社会都具有重要的价值。

一、卒中患者常见呼吸系统并发症

（一）卒中相关性肺炎

卒中患者多为高龄，常合并慢性阻塞性肺疾病及老年性肺气肿，黏液 - 纤毛排送系统、单核巨噬细胞系统功能逐渐下降，容易继发肺炎。部分卒中患者存在意识障碍、吞咽困难及咳嗽能力下降，常导致呛咳、吸入性肺炎、肺不张等。卒中后机体的细胞免疫功能降低、卒中后咳嗽反射降低、神经源性肺水肿、长期卧床的坠积因素也增加了卒中后肺炎发生的可能性。重症患者行机械通气、雾化等，增加了医源性感染的风险。不合理的抗生素的使用，使患者出现二重感染或耐药菌的感染。同时，脑血管病的患者常伴有多种基础疾病，如糖尿病、高血压、动脉硬化等，易合并感染，导致感染不易局限。上述多种原因导致卒中患者发生肺炎的风险明显增高。在重症监护病房，脑血管病患者肺炎的发生率为 4.1% ~ 56.6%；在卒中单元，脑血管病患者的肺炎发生率为 3.9% ~ 44%；在恢复期脑血管病患者中，仍有 3.2% ~ 11%。肺炎可以加重患者的呼吸功能障碍，且可导致脑血管病患者死亡风险增加 2 ~ 6 倍，是脑血管病死亡的独立危险因素。继发肺炎可导致卒中患者在急性期平均住院时间延长，医疗费用增加，且恢复期康复评定中神经功能受损更为严重。20 世纪 80 年代初期，欧美神经科医师开始关注卒中后肺炎，陆续开展了相关研究。2010 年我国卒中相关性肺炎的专家共识提出，卒中相关性肺炎（SAP）指原无肺部感染的卒中患者罹患感染性肺实质（含肺泡壁即广义上的肺间质）。与此不同的是，2015 年卒中肺炎共识组发布的卒中相关性肺炎的诊断建议：将 SAP 作为非机械通气卒中患者发病 7 天内合并肺炎的专业术语，将胸部 X 线片改变的判读作为疑诊和确诊 SAP 的标准，并提出了

SAP 的诊断标准。

（二）呼吸功能障碍

除了卒中继发的肺炎、肺不张、肺水肿等引起呼吸功能障碍，脑血管病可直接损害呼吸中枢或其传导通路，导致不同模式的呼吸障碍。当中脑以上部位受损时，呼吸调整中枢控制不足，表现为呼吸频率快慢交替；当中脑受损时，由于失去对脑桥网状结构呼吸中枢的控制，表现为中枢性过度通气，发生深快呼吸；病变在脑桥时，由于失去对延髓呼吸中枢的调整作用，表现为浅慢呼吸；当延髓受损，表现为中枢性呼吸衰竭，呼吸节律不整、浅弱、双吸气。脑血管病也可以通过影响运动通路导致呼吸肌肌力障碍。西班牙拉科鲁尼亚大学物理治疗系的 Lista 等将脑血管病慢性期患者和年龄与性别相匹配的健康者进行对比，发现脑血管病幸存者的最大呼气压力和最大吸气压力都显著降低，低于预测值的 60%。

（三）睡眠呼吸暂停综合征

脑血管病患者可能出现延髓麻痹，咽喉部肌肉功能失调，张力减低，上呼吸道阻塞等，使得其在卒中后发生睡眠呼吸暂停综合征（SAS）的可能性增大，或使原有的 SAS 在一定程度上加重。Johnson KG 等关于睡眠呼吸暂停在缺血性脑血管病、出血性脑血管病及短暂性脑缺血发作患者中的发生率调查显示，在 2 343 例缺血性脑血管病、出血性脑血管病及短暂性脑缺血发作患者中，睡眠呼吸暂停低通气指数（AHI）>5 次 /h 的患者占 72%，AHI>20 次 /h 的患者占 38%，可见，在脑血管病患者中，SAS 的发病率较高。同时，SAS 的患者由于血压变异性增大、夜间睡眠时反复呼吸暂停引起低氧血症导致脑血管收缩以及低氧血症导致的继发性红细胞增大等血流动力学改变，均可导致脑血管意外发生的风险增加。因此，SAS 也是脑血管意外的独立危险因素。但无论 SAS 在卒中前存在还是卒中后发生，其均不利于患者的康复，因此我们在脑血管病的综合康复治疗中，应当重视对 SAS 的检测和治疗。

（四）卒中患者

尤其是重度截瘫及长期卧床，其下肢深静脉血栓形成的概率明显高于正常人，若血栓脱落，可能导致肺动脉栓塞。

二、脑血管病肺康复

肺康复流程图见图 7-4-1。

肺康复的目标：恢复有效腹式呼吸，改善呼吸功能、清除气道内分泌物，保持呼吸道卫生、减少并发症、提高心功能及体力活动能力。肺康复的频率及持续的时间在世界各个地区变化较大。肺康复的内容包括：监督及患者和家属教育、运动疗法、排痰训练、吞咽功能训练、辅助治疗手段及互联网技术应用等。

（一）监督及患者和家属教育

监督及患者和家属教育有助于改善患者的生活方式和不良行为，提高患者的自我管理和遵从治疗方案的依从性。患者从肺康

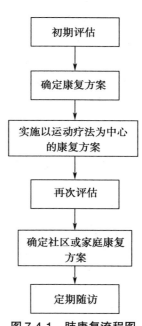

图 7-4-1 肺康复流程图

复训练的获益与肺康复训练的监督有很大的关系，个别情况下，肺康复的积极作用与亲属的支持和协助有关。

（二）运动疗法

在开始运动疗法之前，应对患者进行运动康复评定，以制订个体化的运动治疗方案，康复评定的内容包括患者潜在的需氧量、是否合并心血管并发症、以及运动疗法的安全性（最大心肺运动试验）。运动疗法包括：耐力训练、间歇训练、阻力训练、灵活度训练、神经肌肉电刺激、呼吸肌训练等。

1. 耐力训练　通常采用骑自行车或步行，训练的频率为 3 ~ 5 次 / 周，训练强度为 Borg 呼吸困难评分达到 4 ~ 6 分或 RPE 评分达到 12 ~ 14 分。对于在监督下耐力训练仍难以达到目标训练强度的患者，可降低训练强度或采用间歇训练。

2. 间歇训练　即在休息中或低强度的训练中穿插高强度的训练（相对于 1 分钟或更长时间，训练间歇时间间隔为 30 秒时不仅可减低症状的评分，而且可以提高训练强度）。尽管目前没有证据证明间歇训练对除 COPD 外的呼吸障碍有效，但从 COPD 的相关研究可以推断间歇治疗可作为患者无法耐受耐力训练时的重要补充。

3. 阻力训练　是局部肌肉通过反复的负重训练来提高肌肉的力量。阻力训练时所需的耗氧量及单位通气量较耐力训练低，这对于晚期肺疾病或无法完成高强度耐力训练或间歇训练的患者也是一种选择。抗阻训练时患者处于舒适放松姿势，呼气时必须被动放松，避免腹肌收缩（将双手置于患者腹肌上，以判断腹肌有无收缩）；指导患者缓慢地深吸气，然后让患者轻松地做吹笛姿势呼气。训练时应避免用力呼气，因吹笛姿势下用力或延长呼气会增加气道的乱流，以致细支气管功能进一步受限。

4. 灵活度训练　胸廓的活动度及人体姿势与肺活量有一定关系，对于由卒中引起的胸廓运动挛缩、胸廓弹性下降及体位偏差而造成的呼吸困难，肺康复中通过增加上下肢灵活度的训练（包括主要肌肉群小腿、腘绳肌、股四头肌和肱二头肌的拉伸及颈部、肩部、躯干活动度的训练）来改善。

5. 神经肌肉电刺激（NMES）　通过电刺激相应的肌肉来训练其收缩能力，NMES 不会引起呼吸困难，并且可以避免影响传统运动训练效果的认知、心理等障碍，适用于具有严重通气和 / 或心脏限制的人，包括因急性疾病住院的患者。

6. 呼吸肌训练　指保证呼吸道通畅、提高呼吸肌功能、促进排痰和痰液引流、改善肺和支气管组织血液代谢、加强气体交换效率的训练方法。目标：增加每次通气量；减少呼吸次数；减少分钟换气量；增加呼吸功率；增加动脉血氧分压；降低动脉血二氧化碳分压。禁忌证：临床病情不稳定、感染未控制、呼吸衰竭、训练时可导致病情恶化的其他临床情况。患者处于低氧血症时，主要依靠 CO_2 来刺激呼吸，腹式呼吸后血液中 CO_2 含量降低，从而使呼吸启动能力下降，呼吸过频容易出现过度换气综合征（头昏、头眩、胸闷等不适），有的患者还可因呼吸过分用力出现屏气而加重呼吸困难。

基本方法：

（1）腹式呼吸训练：指强调膈肌呼吸为主的方法，以改善异常呼吸模式，用于慢性支气管肺气肿或阻塞性肺疾病患者。

正常呼吸时,膈肌运动占呼吸功的 70%,慢性阻塞性肺疾病时,膈肌下降,变得平坦和松弛,加上肺过度膨胀失去弹性回缩力,膈肌难以上升,其运动只占呼吸功的 30%。为弥补呼吸量的不足,平静呼吸时辅助呼吸肌参与呼吸,易于疲劳,且易发生错误呼吸,如吸气时收缩腹肌,从而加重呼吸困难,耗氧量大大增加。

患者取卧位或坐位(前倾依靠位),也可采用前倾站位,即自由站立、两手指互握置于身后并稍向下拉以固定肩带,同时身体稍前倾以放松腹肌,或身体稍前倾,两手支撑在桌面。呼吸时腹部放松,经鼻缓慢深吸气,吸气时意念将气体吸往腹部。呼气时缩唇将气缓慢吹出,同时收缩腹肌以增加腹内压,促进横膈上抬,把气体尽量呼出。卧位吸气时可用双手置于腹部,随吸气双手随腹部膨隆而向外扩张;呼气时腹部塌陷,同时双手逐渐向腹部加压,促进横膈上移。也可将两手置于肋弓,在呼气时加压以缩小胸廓,促进气体排出。此外,还可以采用抬臀呼气法,即采用仰卧位,两足置于床架上,呼气时抬高臀部,利用腹内脏器的重量将膈肌向胸腔推压,迫使横膈上抬;吸气时还原,以增加潮气量。呼吸比大致为 1:1,强调适当深呼吸,以减慢呼吸频率,提高通气效率。

每次练习腹式呼吸的次数不宜过多,即练习 3~4 次,休息片刻再练,逐步做到习惯于在活动中进行腹式呼吸。

(2)呼吸肌训练:膈肌呼吸不是通过提高分钟呼吸量,而是通过增大膈肌的活动范围以提高肺的伸缩性来增加通气,膈肌活动增加 1cm,可增加肺通气量 250~300mL,深而慢的呼吸可减少呼吸频率和分钟通气量,增加潮气量和肺泡通气量,提高动脉血氧饱和度。膈肌好动耗氧少,并能减少辅助呼吸肌不必要的运动,提高呼吸效率,缓解呼吸困难,缓慢膈肌呼吸还可防止气道过早压闭,减少功能残气量,膈肌呼吸在体外引流时有助于排出肺内分泌物。目前的呼吸肌训练方法通常是以任务为导向的吸气肌或呼气肌相对分离的独立训练。最常用的是吸气阈值负荷装置,训练的强度通常是在最大吸气压的 30% 左右,对于训练持续的时间及频率,大部分荟萃推荐 6~12 周,每周 3 次,每次 1~3 组,每组训练的时间为 5~30 分钟。呼气肌训练:吹气球、吹泡泡等训练,开始每天训练 3~5 分钟,逐步增加到 10~15 分钟,3 次/d。腹肌训练:患者仰卧位,腹部放置沙袋做挺腹练习,开始 1~2kg,逐步过渡到 3~5kg,每个动作 10 个/组,2~4 组/次,1~2 次/d。

(3)膈肌体外反搏呼吸法:刺激电极位于颈胸锁乳突肌外侧,锁骨上 2~3cm 处(即膈神经处)。先用短时间低强度刺激,当确定刺激部位正确时,即可用脉冲波进行刺激治疗。一天 1~2 次,每次 30~60 分钟。

(4)缩唇样呼吸训练:指在呼气时施加阻力的训练方法,用于慢性支气管肺气肿或阻塞性肺疾病的患者,以适当增加气道阻力。可减轻或防止病变部位支气管在呼气时过早塌陷,从而改善呼气过程,减少肺内残气量。还可以降低呼吸速率、增加潮气量及增强运动耐力。抗阻呼吸训练除缩唇呼气(吹笛样呼气)外,还有吹瓶呼吸、发音呼吸、抗阻呼吸器训练。

(三)排痰训练

老年人合并慢阻肺等支气管腺体增生、黏膜分泌增多,脑血管病咳嗽、咳痰无力,痰液可阻塞小气道导致肺不张、阻塞性肺炎等,因此促进排痰对卒中患者也至关重要。可以通过听诊、影像学检查等了解痰液积聚的部位,调整适合的体位,使痰液积聚部位位于最高处,并配合拍背、雾化、机械吸痰、指导患者有效咳嗽等,促进痰液的引流。中医中,涤痰汤加减、化痰开窍类的中药(当归、天麻、钩藤、川芎、石决明等)对卒中及卒中的排痰有一定的益处。

1. 咳嗽训练　有效地咳嗽是为了排出呼吸道阻塞物并保持肺部清洁,是呼吸疾病康复治疗的一个组成部分。无效的咳嗽只会增加患者痛苦和消耗体力,并不能维持呼吸道通畅。咳嗽过程:深吸气、短暂闭气、关闭声门、增加胸内压、声门开放。正确的咳嗽:深吸气,达到必要吸气容量,吸气量必须超过 15mL/kg(体重);吸气后短暂闭气,使气体在肺内有效分布、产生足够的咳嗽驱动压;关闭声门,进一步增强气道中的压力;腹肌及胸部辅助呼吸肌收缩,增加腹内压来增加胸内压,使呼气时产生高速气流;声门开放,形成由肺内冲出的高速气流。

有效的咳嗽训练:患者处于放松舒适姿势,掌握各级呼吸方法,强调深吸气,治疗师示范咳嗽及腹肌收缩,患者双手置于腹部,且在呼气时做 3 次哈气以感觉腹肌的收缩;患者练习发"K"的声音以感觉声带绷紧,声门关闭及腹肌收缩。将这些动作结合,指导患者做深弹放松的吸气,接着做急剧的双重咳嗽。

注意事项:避免阵发性咳嗽,脑血管病患者应避免用力咳嗽,最好使用多次的哈气来排出分泌物。

2. 体位引流等　是利用重力促进各个肺段内积聚的分泌物排出。根据病变部位采用不同的引流体位(病变部位尽量在高处),使病变部位痰液向主支气管引流。引流的体位:取决于病变的部位。引流频率视分泌物多少而定,分泌物少者,每天上、下午各引流一次,痰量多者宜每天引流 3~4 次,餐前进行为宜,每次引流一个部位,时间 5~10 分钟,如有数个部位,则总时间不超过 30~45 分钟,以免疲劳。

(1)适应证:由于身体虚弱、高度疲劳、麻痹或有术后并发症而不能咳出肺内分泌物者;慢性气道阻塞、患者发生急性呼吸道感染以及急性肺脓肿。长期不能清除肺内分泌物,如支气管扩张、囊性纤维化。

(2)禁忌证:近期脊柱损伤或脊柱不稳,近期肋骨骨折;严重骨质疏松患者、疼痛明显、近期咯血、明显呼吸困难、不合作者、严重心脏病者。

(3)注意事项:治疗时机选择,不能在餐后直接进行,选择一天中对患者最有利的时机。应和气雾剂吸入结合使用。

(四)吞咽功能训练

良好的吞咽功能可减少患者发生呛咳、吸入性肺炎的风险。常用的吞咽功能的训练方法有:①唇、舌、颜面肌和颈部屈肌的主动运动和肌力训练;②一般先用糊状或胶状食物进行训练,少量多次,逐步过渡到普通食物;③进食时多主张取坐位,颈前屈易引起咽反射;④软腭冰刺激有助于咽反射的恢复;⑤咽下食物练习呼气或咳嗽有助于预防误咽;⑥构音器官的运动训练有助于改善吞咽功能。

(五)辅助治疗手段及互联网技术应用

临床有关脑血管病阻塞性睡眠呼吸暂停(obstructive sleep apnea, OSA)的研究结果表明,连续气道正压通气（continuous positive airway pressure，CPAP）较身体姿位调整以及经口佩戴仪器更为有效，只有体位性 OSA 患者能从姿位调整的治疗方法中获益。根据中国脑血管病康复治疗指南（2011 版）推荐意见，对脑血管病呼吸睡眠暂停的患者，推荐使用持续气道正压通气（CPAP）作为为一线治疗方法。对不愿意使用 CPAP 的患者，建议使用口部装置或者调整体位。

互联网技术有助于患者数据的采集、上传、存储、分析，用于多种干预措施来进行远程指导、远程提醒、病友交流及社会心理支持，还有利于医患交流和实时通讯，可以通过邮件、短消息、微信平台对患者进行宣传教育，包括视频、音频、微视频图片和文章推送。美国退伍军人医院运用"信息技术整合的医疗模式"，使床位使用率减少 55%，医疗费用降低了40%。

（六）其他的临床治疗措施

脑血管病肺部感染抗生素的选用应该根据病原学检查和药敏试验的结果，但在确定病原菌之前，往往需要一段时间的经验性治疗，可以根据患者的临床表现、影像学检查、本地区流行病学的特点、院内感染或院外感染等选用合适的抗生素。脑血管病发生吸入性肺炎，病原体主要为革兰氏阴性杆菌及厌氧菌，广谱青霉素 β 内酰胺酶抑制剂的复合制剂是经验性治疗卒中相关性肺炎的常用药物，重症患者首选碳青霉烯类抗生素，再根据病原学检查结果选择抗生素。初始经验性选择抗生素前应注意及时留取标本做病原学检查。卒中相关性肺炎推荐初始治疗应该选用静脉制剂，一旦临床症状改善且胃肠道功能正常即改为口服制剂，疗程最短 5 天，平均 7～10 天。金黄色葡萄球菌、铜绿假单胞菌和不动杆菌很难清除，传统的 10～21 天的疗程更为可靠。对于呼吸衰竭的脑血管病患者，可考虑行机械通气，因患者咳痰能力差，呼吸道分泌物较多，宜采用气管插管或气管切开等有创的机械通气，不仅有助于改善患者的通气功能，而且能充分引流呼吸道的分泌物。对合并 SAS 的患者，也可根据病情选择适当的机械通气的方法。

（刘 楠）

参 考 文 献

[1] Easton JD, Saver JL, Albers GW, et al.Definition and evaluation of transient ischemic attack: a scientific statement for healthcare professionals from the American Heart Association/American Stroke Association Stroke Council; Council on Cardiovascular Surgery and Anesthesia; Council on Cardiovascular Radiology and Intervention; Council on Cardiovascular Nursing; and the Interdisciplinary Council on Peripheral Vascular Disease.Stroke, 2009, 40(6): 2276-2293.

[2] Prevention of stroke by antihypertensive drug treatment in older persons with isolated systolic hypertension: final results of the Systolic Hypertension in the Elderly Program(SHEP): SHEP Cooperative Research Group. JAMA, 1991, 265(24): 3255-3264.

[3] Woo K, Garg J, Hye RJ, et al.Contemporary results of carotid endarterectomy for asymptomatic carotid stenosis. Stroke, 2010, 41(5): 975-979.

［4］ Prospective Studies Collaboration, Gary Whitlock, Sarah Lewington, et al.Body-mass index and cause-specific mortality in 900 000 adults: collaborative analyses of 57 prospective studies.Lancet, 2009, 373(9669): 1083-1096.

［5］ Strazzullo P, D'Elia L, Cairella G, et al.Excess body weight and incidence of stroke: meta-analysis of prospective studies with 2 million participants.Stroke, 2010, 41(5): e418-e426.

［6］ Wang C, Liu Y, Yang Q, et al.Body mass index and risk of total and type-specific stroke in Chinese adults: results from a longitudinal study in China.Int J Stroke, 2013, 8(4): 245-250.

［7］ Wildman RP, McGinn AP, Lin J, et al.Cardiovascular disease risk of abdominal obesity vs.metabolic abnormalities.Obesity(Silver Spring), 2011, 19(4): 853-860.

［8］ de Koning L, Merchant AT, Pogue J, et al.Waist circumference and waist-to-hip ratio as predictors of cardiovascular events: meta-regression analysis of prospective studies.Eur Heart J, 2007, 28(7): 850-856.

［9］ Gretarsdottir S, Thorleifsson G, Manolescu A, et al.Risk variants for atrial fibrillation on chromosome 4q25 associate with ischemic stroke.Ann Neurol, 2008, 64(4): 402-409.

［10］ Suk SH, Sacco RL, Boden-Albala B, et al.Abdominal obesity and risk of ischemic stroke: the Northern Manhattan Stroke Study.Stroke, 2003, 34(7): 1586-1592.

［11］ Walker SP, Rimm EB, Ascherio A, et al.Body size and fat distribution as predictors of stroke among US men. Am J Epidemiol, 1996, 144(12): 1143-1150.

［12］ Sjostrom L.Review of the key results from the Swedish Obese Subjects(SOS)trial: a prospective controlled intervention study of bariatric surgery.J Intern Med, 2013, 273(3): 219-234.

［13］ Zhang Y, Tuomilehto J, Jousilahti P, et al.Lifestyle factors and antihypertensive treatment on the risks of ischemic and hemorrhagic stroke.Hypertension, 2012, 60(4): 906-912.

［14］ Caterson ID, Finer N, Coutinho W, et al.Maintained intentional weight loss reduces cardiovascular outcomes: results from the Sibutramine Cardiovascular OUTcomes(SCOUT)trial.Diabetes Obes Metab, 2012, 14(6): 523-530.

［15］ Neter JE, Stam BE, Kok FJ, et al.Influence of weight reduction on blood pressure: a meta-analysis of randomized controlled trials.Hypertension, 2003, 42(5): 878-884.

［16］ Feigin VL, Rinkel GJ, Lawes CM, et al.Risk factors for subarachnoid hemorrhage: an updated systematic review of epidemiological studies.Stroke, 2005, 36(12): 2773-2780.

［17］ Kurth T, Kase CS, Berger K, et al.Smoking and the risk of hemorrhagic stroke in men.Stroke, 2003, 34(5): 1151-1155.

［18］ Mozaffarian D, Benjamin EJ, Go AS, et al.Heart disease and stroke statistics—2015 update: a reportfrom the American Heart Association.Circulation, 2015, 131(24): e29-e322.

［19］ HannawiY, HannawiB, RaoCP, et al.Stroke-associated pneumonia: major advances and obstacles.Cerebrovasc Dis, 2013, 35(5): 430-443.

［20］ Winstein CJ, Stein J, Arena R.Guidelines for Adult Stroke Rehabilitation and Recovery: Guideline for Healthcare Professionals From the American Heart Association/American Stroke Association.Stroke, 2016, 47(6): e98-e169.

［21］SPRUIT M A, SINGH S J, GARVEY C, et al.An American Thoracic Society/European Respiratory Society Statement: key concepts and advances in pulmonary rehabilitation.American Journal of Respiratory and Critical Care, 188(8): e13-e64.

［22］Bolton E.C, E Bevan-smith, et al.British Thoracic Society guideline on pulmonary rehabilitation in adults. Thorax, 2013, 68 Suppl 2: ii1-ii30.

第八章　脑血管病意识障碍和情感障碍

第一节　脑血管病意识障碍康复

意识的维持是通过脑桥中部以上的脑干上行性网状激活系统及其投射至双侧丘脑的纤维，以及双侧大脑半球的正常功能实现的。丘脑非特异性核团将冲动弥散地投射至整个大脑皮质，使之不断地维持觉醒状态。累及网状激活系统或双侧大脑半球的病变均可导致昏迷。

一、意识障碍的分类

按意识障碍的严重程度，意识的水平、内容及脑干反射把意识障碍分为：

（一）以意识水平下降程度分类的意识障碍

1. 嗜睡　意识障碍的早期表现，处于睡眠状态，唤醒后定向力基本完整，但注意力不集中。记忆力稍差，如不继续对答，又进入睡眠。常见于颅内压增高患者。

2. 昏睡状态　处于较深睡眠状态，较重的疼痛或言语刺激方可唤醒，做简单模糊的回答。

3. 昏迷　意识丧失，对言语刺激无应答反应：可分为浅、中、深昏迷。

（1）浅昏迷：表现为睁眼反应消失或偶见半闭合状态，无自发言语和有目的活动。疼痛刺激时可有回避动作和痛苦表情，脑干反射基本保留（瞳孔对关反射、角膜反射、咳嗽发射和吞咽反射等）。

（2）中度昏迷：对外界一般刺激无反应，强烈疼痛刺激时可见防御反射活动，角膜反射减弱或消失，呼吸节律紊乱，可见到周期性呼吸或中枢神经性过度换气。

（3）深昏迷：对任何刺激均无反应，全身肌肉松弛，眼球固定，瞳孔散大，脑干反射消失，生命体征发生明显变化，呼吸不规则。

（二）以意识内容改变分类的意识障碍

1. 意识模糊　或称朦胧状态，指意识轻度障碍，表现为意识范围缩小，常有定向力障碍，突出表现是错觉，幻觉较少见，情感反应与错觉相关，可见于癔症发作。

2. 谵妄状态　较意识模糊严重，定向力和自知力均有障碍，注意力涣散，与外界不能正常接触；常有丰富的错觉、幻觉，以错视为主，形象生动而逼真，以至有恐惧、外逃或伤人行为。急性谵妄状态常见于高热或中毒，如阿托品类中毒；慢性谵妄状态多见于慢性酒精中毒。

（三）特殊类型的意识障碍

1. 去皮层综合征　患者能无意识地睁眼闭眼，对光反射、角膜反射存在，对外界刺激无反应，无自发性言语及有目的动作，呈上肢屈曲、下肢伸直姿势（去皮层强直状态），可有病理征。因中脑及脑桥上行网状激活系统未受损，故可保持觉醒 - 睡眠周期,可有无意识咀嚼和吞咽动作。见于缺氧性脑病、大脑皮质广泛损害的脑血管疾病及外伤等。

2. 无动性缄默症　患者对外界刺激无意识反应,四肢不能活动,也可呈不典型去脑强直状态,可有无目的睁眼或眼球运动,睡眠-觉醒周期可保留或有改变,如呈睡眠过度状态。伴有自主神经功能紊乱,如体温高、心跳或呼吸节律不规则、多汗、皮脂腺分泌旺盛、尿便潴留或失禁等,肌肉松弛,无锥体束征。为脑干上部或丘脑的网状激活系统及前额叶-边缘系统损害所致。

3. 植物状态　是临床特殊的意识障碍,主要表现为对自身和外界的认知功能完全丧失,能睁眼,有睡眠-觉醒周期,下丘脑及脑干功能基本保存,即能维持机体的生存和发展,但无意识和思维,缺乏对自身和周围环境的感知能力。植物状态持续1个月以上诊断为持续性植物状态。

4. 最低意识状态　又称低反应状态、微小意识状态、微小反应等。有极少但很明确的自我和环境觉醒行为证据。多见于意识改善或恶化的过渡状态,见于两侧皮质弥漫性损害。

二、意识障碍的康复评定

（一）量表康复评定

1. 格拉斯哥昏迷量表（Glasgow coma scale,GCS）　对预后康复评定有重要价值,简便易行,应用广泛;但对植物状态和死亡的预后康复评定缺乏特异性（表8-1-1）。

表8-1-1　格拉斯哥昏迷量表（GCS）

评分项目	刺激	患者反应
睁眼		
4	自发	自己睁眼
3	语言	大声提问时患者睁眼
2	疼痛	捏患者时睁眼
1		捏患者不睁眼
运动反应		
6	口令	能执行简单的命令
5	疼痛	捏痛时患者扒开医生的手
4		疼痛时患者撤出被捏的部位
3		捏痛时患者身体呈去皮质强直（上肢屈曲,内收内旋;下肢伸直,内收内旋,踝趾屈）
2		捏痛时患者身体呈去大脑强直（上肢伸展,内收内旋;下肢伸直,内收内旋,踝趾屈）
1		对疼痛无反应

续表

评分项目	刺激	患者反应
语言反应		
5	语言	能正确会话,能回答医生在哪里,他(她)是谁,以及年月日
4		语言错乱,定向障碍
3		说话能被理解,但无意义
2		能发出声音,但不能被理解
1		不发声

2. 全面无反应评分量表(full outline of unresponsive-ness,FOUR) 常作为意识障碍急性期的候选量表。用于因气管切开或呼吸机辅助呼吸无法进行言语能力康复评定的患者。可以弥补 GCS 的不足。

3. 修订昏迷恢复表(coma recovery scale revised,CRS-R) 对各种感觉刺激(听觉、视觉、运动、言语、交流和觉 醒水平)是否有特定行为反应进行评分,可以对意识水平作出判断,特别适用于对微小意识的鉴别,支持对预后的康复评定。

4. 格拉斯哥昏迷结局评分量表(Glasgow outcome scale,GOS) 多用于判断昏迷结局。

（二）神经电生理康复评定

1. 脑电图(EEG) EEG 对脑的病理生理变化异常敏感,特别对大脑皮质病变康复评定有明确价值,但易受麻醉、镇静催眠药物影响。康复评定应考虑干扰因素,并定期动态观察。

2. 诱发电位(evoked potential,EP) 主要包括体感诱发电位(somatosensory evoked potentials,SEP)和脑干听觉诱发电位(brainstem auditory evoked potentials,BAEP)。推荐引用最具代表性的 Hall(BAEP 采用)和 Judson(SEP 采用)两种分级标准,对意识障碍预后进行预测。

3. 事件相关电位康复评定 事件相关性诱发电位(event-re-lated potential,ERP)是与识别、比较、判断、记忆与决策等认知过程有关的神经电生理改变,是观察大脑认知功能活动的窗口;其失匹配负波(mismatch negativity,MMN)对意识的判断和康复评定最为重要。ERP 有助于避免 SEP 和 BAEP 对意识判断的局限性。

（三）影像学康复评定

1. 脑磁共振平扫或计算机扫描(MRI/CT) 是了解损伤大脑形态学结构、判断预后的重要手段。有临床研究表明,严重脑萎缩、脑积水及相关损伤区异常信号的部位和范围大小等,与预后相关。

2. 功能性磁共振皮质含氧血红蛋白浓度的检测 可用于皮质水平的认知及意识活动观察。其他多模态脑成像技术,如弥散张量成像等,单独或与 fMRI 配合有助于提高诊断的准确率。磁共振波谱是目前能够无创检测活体组织器官能量代谢、生化改变和特定化合物定量分析的唯一方法。

三、意识障碍的康复

（一）干预时机

昏迷患者一旦生命体征平稳，应尽快进行康复促醒治疗。研究显示，在发病 3 个月内的康复治疗效果最显著，可明显提高苏醒率。

（二）促醒技术

对意识障碍目前尚未有统一的治疗方案，相关的临床试验证据并不多。常用的治疗方法为针对阻碍患者意识恢复的病因和并发症的治疗，以及促进患者意识神经网络恢复重建的治疗。

（三）药物治疗

目前促醒药物主要有作用于多巴胺能系统和作用于氨酸能系统的两大类药物，常用药物有金刚胺、溴隐亭、多巴丝肼、盐酸纳洛酮及酒石酸唑吡等。也可以根据中医辨证，选用中药促醒。

（四）高压氧治疗

高压氧治疗可以提高脑内血氧弥散半径，降低颅内压，改善脑水肿，促进开放侧支循环，有利于神经修复。活动性出血、恶性肿瘤、活动性等是高压氧治疗的绝对禁忌证。

（五）神经电刺激治疗

正中神经电刺激；颈部脊髓硬膜外电刺激；脑深部电刺激；其他电刺激，如脑仿生电刺激、迷走神经电刺激、重复经颅磁刺激、经颅直流电刺激等。

（六）感觉刺激治疗

情感、感觉刺激疗法可解除环境导致的觉醒及觉知通路抑制，有助于提高上行网状激活系统及大脑皮质神经元的活动水平，利于觉醒。

（七）穴位针刺促醒

可选用"醒脑开""项丛刺"等穴位，施以特殊针刺手法促醒。

（洪　华）

第二节　脑血管病情感障碍的康复

情感障碍的存在对卒中患者的全面康复有明显的负面影响，主要表现为住院时间延长、病死率上升、使疾病治疗复杂化、影响肢体及语言的康复等，其造成的危害相当大。因此，对脑血管病患者，在积极进行躯体功能障碍康复治疗的同时，也应重视对情感障碍的治疗。这里主要介绍脑血管病抑郁（poststroke depression，PSD）、脑血管病焦虑、躁狂等常见情感障碍。

一、病因病理

脑血管病的心理障碍的发生机制复杂，目前尚未完全明了，而且心理障碍的表现形式多样，不同形式障碍的发生机制亦有所不同，一般认为心理障碍的发生原因具有多因素性，一般分为生物化学和社会心理两个方面：

（一）生物化学因素

1. 病变的部位　例如众多的研究发现，病灶在大脑前部较后部易发生 PSD，病灶在左基底节区更易发生重症抑郁等。又如卒中后躁狂的损害部位主要累及右丘脑、尾状核头部、颞叶或双侧额叶皮质。

2. 神经递质的改变　尤其是 5- 羟色胺（5-HT）、去甲肾上腺素（NE）能神经功能的低下。Bryer 等发现，PSD 患者的脑脊液中，5-HT 的代谢产物 5- 羟吲哚酸（5-HIAA）浓度明显减少。Katon 等用 PET 检测脑血管病患者的脑代谢，显示 PSD 患者 5- 羟色胺神经元和去甲肾上腺素神经元功能低下。兴奋性氨基酸也可能参与其中。研究表明，N- 甲基 -D- 天（门）冬氨酸（NMDA）受体失调也与重症抑郁有关。磁共振波谱分析发现，在 PSD 患者前额叶有谷氨酸盐 / 谷氨酸水平的改变。

3. 神经内分泌功能紊乱　研究显示，PSD 患者血浆皮质激素和 17- 羟皮质类固醇的含量增高，地塞米松抑制试验不明显。Harney 等的试验资料显示，脑血管病患者在发病 1 周和 3 周后的地塞米松试验异常的分别有 75% 和 50%，这部分患者用汉密顿抑郁量表康复评定得分较高。

4. 促炎细胞因子的影响　IL-1α、IL-6、IL-10、TNF-α 血浆水平在重症抑郁患者升高。Zhu 等用大鼠和脊髓细胞系研究发现，IL-β 和 TNF-α 可通过 P53 胞外信号调节激酶影响神经元 5- 羟色胺转因子（SERT）的活性。

5. 基因多态性　5-HT 转运体启动子区域 5-HTTLPR 短变异基因型与重症抑郁有关。短等位基因纯合子是重症抑郁的危险因素，相反，长等位基因纯合子是重症抑郁的保护因素。

6. 其他危险因素的作用　多种脑血管危险因素，包括高血压、冠心病、高血脂、高同型半胱氨酸血症、糖尿病、心房颤动，都是迟发性抑郁的危险因素。此外，再发卒中也会增加抑郁发生的风险。

（二）社会心理因素

1. 患者的人格易感性及遗传倾向，在脑血管病患者中，病前有精神障碍的个人史或家族史者，PSD 的发病率明显增高。

2. 患病后的社会支持等。其中生物学因素，即内源性机制起着关键的作用。

二、临床表现

脑血管病的心理障碍表现形式多样，主要包括抑郁、焦虑、躁狂、病理性苦笑、心理自我启动缺失、灾难反应等，极少数患者可有双相性情感障碍表现。不同类型可单一存在或多种形式并存。常发生于急性期，也可发生于恢复期甚至于卒中后数年。

（一）抑郁

为最常见的情感障碍，发病率达 25% ~ 79%。临床卒中后抑郁主要表现为情感、行为和自主神经方面的改变，轻症者可仅表现为：淡漠、激惹、怀疑和否定、意志减退、注意力涣散、悲伤、睡眠障碍等；重症患者的征象与内源性抑郁症相似，患者常感焦虑、绝望、失去信心，同时伴睡眠障碍、食欲减退、体重减轻、性欲减退、行动和思维缓慢，部分患者有哭泣、思维混乱及自杀观念等。抑郁在老年人中多表现为情感淡漠或对以往感兴趣的事失去兴趣，而不是悲伤，因此常被忽略。

（二）焦虑

焦虑是卒中后第二种常见的情感障碍，发病率为 3.5%~24%，个别报道高达 28%。主要表现为无确定对象和内容的紧张不安或烦恼，患者常忧心忡忡、心烦意乱、坐立不安、过分警惕，且常伴有自主神经紊乱的表现，如心悸、气促、多汗、面色发红或苍白、胃肠不适等，部分患者有惊恐发作表现。卒中后焦虑常并有抑郁。

（三）躁狂

卒中后躁狂的发生率相对较低，为 1%~3.8%，主要表现为情感高涨、思维奔逸、注意力涣散、过度任性、易激惹、睡眠减少，可伴有夸大观念或妄想等。

（四）意志缺失或淡漠

主要表现为情感淡漠，面无表情及目光呆滞，运动反应减弱或动作机械、刻板，言语缓慢且音调低沉，对自身情况缺乏认识等。

（五）心理自我启动缺乏

是指运动及情感自我驱动的丧失，患者常表现为缺乏自发性行为、情感和欲望等。

（六）灾害反应

患者面对意外灾害或疾患时自觉没能力应付，不知所措，常伴短暂的突然流泪、拒绝和激怒等反应。

（七）其他

有人把病理性苦笑也列为情感障碍的一个类型，认为它可于抑郁之外独立发生。

三、辅助检查

（一）神经内分泌检查

目前认为脑血管病心理障碍与神经内分泌功能紊乱有较大的关系，如 PSD 患者血浆皮质激素和 17- 羟皮质类固醇的含量增高，地塞米松抑制试验抑制不明显。

（二）脑脊液检查

PSD 患者脑脊液中 5- 羟吲哚乙酸（5-HIAA）和 3- 甲氧基 4- 羟苯乙二醇（MHPG）含量减低。

（三）CT、MRI 等影像学检查

可帮助确定卒中的性质、病灶大小和部位，对判断卒中后心理障碍的类型、轻重等有一定帮助。

（四）单光子发射计算机扫描

对了解局部脑血流（rCBF）和组织功能代谢状况有很大帮助，尤其是对 CT、MRI 无明显影像改变的缺血早期或不完全性供血障碍的情况。

（五）正电子发射断层扫描

正电子发射断层扫描（PET）应用核素（主要是 ^{11}C、^{13}N、^{15}O 和 ^{18}F）动态示踪，具有灵敏度高，准确性和特异性强等特点。可进行脑循环代谢的动态研究，对脑局部血流量、血容量、葡萄糖代谢、神经递质活性、神经受体活性等进行分析，尤其是对神经递质活性和神经受体活性的检测，对脑血管病心理障碍的研究有极大的帮助。

四、诊断

由于脑血管病心理障碍缺乏特异性的生化指标，对其诊断主要依靠临床表现，结合相应精神疾患的诊断标准，同时应用相关量表帮助进行诊断。常用的量表有：汉密顿抑郁量表、DSM- Ⅳ、Zung 自评抑郁量表、流调中心用抑郁量表、汉密顿焦虑量表等。

五、治疗

医生和患者家属要对卒中患者的情感障碍提高警惕，一旦发现要及时进行有效治疗。治疗措施主要包括四个方面：

（一）心理治疗

主要采取心理支持疗法，以指导、劝解、安慰、鼓励、支持、保证为主要内容，运用心理治疗的基本原理进行操作，帮助患者消除悲观情绪，唤起患者的积极主动性，正确发挥心理防御机制，改善和消除情感障碍。可按具体情况选择采用集体心理治疗和个别心理治疗，同时结合应用行为治疗法。

（二）家庭支持治疗

是治疗中不可缺少的部分，无论是对治疗措施的实施，还是对调动患者的主观能动性，都有重要的作用。

（三）药物治疗

对不同形式的心理障碍，需用不同的药物进行治疗。对脑血管病抑郁症，可选用以下几类药物：

1. 三环类抗抑郁药物　常用的有阿普唑仑、阿米替林、马普替林、丙米嗪、多虑平等，可根据患者的具体情况选用。对以焦虑、激惹和失眠为特征的患者，应选用镇静作用强的阿米替林及多虑平等；对精神运动迟滞的患者，则选用有振奋激活作用的药物如丙米嗪等。治疗时一般应从小量开始，如阿普唑仑，开始可用 0.2～0.4mg，每天 2～3 次，然后酌情逐渐加量。治疗时间一般为 4～8 周。

2. 选择性 5-HT 再摄取抑制剂（SSRI）　常用的有氟西汀（fluoxetine）、舍曲林（sertraline）、西酞普兰（citalopram）等。氟西汀一般用法为每天 20mg，体弱或年龄大的患者可从每天 10mg 开始。治疗时间一般为 4～8 周。

3. 选择性 5-HT 及 NE 再摄取抑制剂（SNRI）　如万拉法新（venlafaxine），用法为 25～50mg，每天 2 次，可从每天 25mg 开始，逐渐加量。治疗时间一般为 4～8 周。

4. 中枢神经兴奋剂　如右旋苯异丙胺、哌甲酯等。

很多随机对照试验已经证明抗抑郁药对治疗 PSD 有效，但对预防 PSD 和降低卒中后死亡率的作用仍需要进一步研究。

对躁狂患者可采用小剂量锂盐治疗，必要时可配合少量使用抗精神病药物氯丙嗪或氟哌啶醇等。有研究表明，多巴胺受体拮抗剂罗皮尼罗对改善卒中后淡漠有效。

（四）其他治疗方法

如生物反馈治疗、音乐治疗、放松治疗、行为治疗、中医药及针刺疗法等。

（洪　华）

参 考 文 献

[1] Min Cheol Chang.The effects of ultrasound-guided corticosteroid injection for the treatment of hemiplegic shoulder pain on depression and anxiety in patients with chronic stroke.Int J Neurosci, 2017, 127(11): 958-964.

［2］Eskes GA, Lanctôt KL, Herrmann N, et al.Canadian Stroke Best Practice Recommendations：Mood, Cognition and Fatigue Following Stroke practice guidelines, update 2015.Int J Stroke, 2015, 10(7)：1130-1140.

［3］Byun E, Evans L, Sommers M, et al.Depressive symptoms in caregivers immediately after stroke.Top Stroke Rehabil, 2019, 26(3)：187-194.

［4］Unsworth DJ, Mathias JL, Dorstyn DS.Preliminary Screening Recommendations for Patients at Risk of Depression and/or Anxiety more than 1 year Poststroke.J Stroke Cerebrovasc Dis, 2019, 28(6)：1519-1528.

［5］Liepert J.Update on pharmacotherapy for stroke and traumatic brain injury recovery during rehabilitation.Curr Opin Neurol, 2016, 29(6)：700-705.

第九章

膀胱和肠道功能障碍

第一节　肠道功能障碍

尿便功能障碍是卒中后常见并发症之一,严重影响患者的生活质量,给家庭和社会带来沉重负担。膀胱功能障碍相对于肠道功能障碍治疗难度更大,更个体化。Pizzi A 通过监测 84 名脑血管病尿失禁患者的尿动力学模式,提出卒中后的尿失禁伴有不同的尿动力学模式的改变,每种尿动力学模式需要不同的治疗策略。此外,由于大便失禁和尿失禁会造成患者的心理障碍、护理负担和社会歧视,所以不仅要加强肠道和膀胱失禁患者的护理,还应该对这类患者进行心理康复,这也是康复过程的一个重要组成部分。

应对住院的脑血管病患者进行肠道功能康复评定,包括脑血管病发病前大便硬度、排便频率和时间,并收集卒中发病前肠道治疗史。脑血管病常见的肠道功能障碍是大便秘结,随着运动增加和使用通便药物可明显改善。另外还有少部分大便失禁。Thaha MA 提出通过植入电极刺激骶神经治疗大便失禁,但存在刺激部位血肿、疼痛等不良反应,故骶神经刺激的安全性还需要进一步研究。

(李冰洁　赵圣杰)

第二节　脑血管病神经源性膀胱

脑血管病神经源性膀胱(post-stroke neurogenic bladder,PSNB)是指脑血管病后非意识障碍人群中,出现膀胱的存储和排空障碍,表现为尿频、尿急、尿失禁和尿潴留,占急性期脑血管病患者的 29%~56%,其中尿潴留比例>50%,常并发泌尿系反复感染、尿路结石、肾积水以致肾功能衰竭,同时影响患者的心理和情绪,极大地影响患者生活质量,并且提升死亡率和致残率。PSNB 诊断标准包括:①脑血管病诊断的确立;②存在下尿路、上尿路功能障碍以及泌尿系统并发症;③两者存在时间相关性并用其他病因无法解释。

一、膀胱功能障碍康复评定

注意 PSNB 临床症状及严重程度的差异与神经系统病变的严重程度和部位不一致。

(一)病史采集

①通过排尿日记记录排尿频率、单次平均尿量、24 小时尿量、夜尿指数等;②头颅影像学康复评定病灶部位(病灶是否位于高级排尿中枢中央旁小叶及逼尿肌高级中枢额上回、前扣带回和胼胝体膝);③失语等认知功能康复评定、是否有糖尿病、入院时肢体功能状态、是否有尿路感染等(失语、合并糖尿病、肢体功能差和尿路感染是尿潴留的危险因素)。

(二)体格检查

检查阴部/鞍区感觉及反射。

（三）残余尿康复评定

入院患者 24 小时内康复评定残余尿（post-void residual urine, PVR）。PVR≥100mL 定义为尿潴留。胆碱能药物和 α 受体阻滞剂剂量达到最大剂量且维持 7 天 PVR 仍≥100mL 定义为药物抵抗的尿潴留。如果患者不能排尿，每 2～4 小时测量尿量，直到尿量≥400mL。给予 α 受体阻滞剂后 2 天测量 PVR，如果 PVR>200mL 可增加 α 受体阻滞剂剂量。PVR>200mL 可在给予最大剂量 α 受体阻滞剂后 2 天给予胆碱能药物。如果多次测量 PVR<100mL，可依次减少胆碱能药物和 α 受体阻滞剂剂量。

（四）尿流动力学康复评定

尿动力学检查是诊断 NB 尿路功能的"金标准"。给药后 7 天仍有尿潴留需进一步行尿流动力学康复评定分析尿排泄障碍的类型。尿流动力学检查前需停用尿排泄相关的药物。适应证：患者有复杂的下尿路症状、既往治疗效果不佳或准备接受有创治疗时应考虑行尿流动力学检查；神经元性膀胱患者的治疗计划非常依赖于尿动力学检查结果，故对此类患者进行治疗前，建议有尿流动力学检查结果作为治疗依据。禁忌证：近期有急性尿路感染、急性尿道炎等禁忌导者；因尿道狭窄或其他原因，测压导管不能置入膀胱者；因严重的自主神经反射亢进不能行导尿者。

常用尿流动力学检查包括尿流率测定、充盈期膀胱压力容积测定、压力-流率测定、同步括约肌肌电测定以及其他选用尿流动力学检查，如影像尿动力学检查、腹压漏尿点压力测定、逼尿肌漏尿点压力、尿道压力描记盆底肌神经电生理检查等。

1. 尿流率测定　是一种简单无创的检查方法，可用于下尿路功能障碍患者的初筛、疗效康复评定，也可与其他尿流动力学检查项目联合测定。主要观察指标包括：最大尿流率（maximal urinary flow rate, MFR）、平均尿流率、排尿量、排尿时间、尿流时间及曲线形态。其中 MFR 意义最大，尿量在 200～500mL 时 MFR 相对稳定。MFR≤15mL/s 应疑为排尿功能异常，而 MFR≤10mL/s 则为明显异常，患者可能有下尿路梗阻（前列腺肥大等）或神经原性膀胱。正常自由尿流率图形：尿流曲线对称，呈钟形。最大尿流率 22mL/s，排尿时间 15 秒。膀胱出口梗阻自由尿流率曲线：尿流曲线形态低平、有间断，最大尿流率降低，排尿时间延长。

2. 充盈期膀胱压力容积测定　用于康复评定受检者储尿期膀胱的功能容量、感觉功能、顺应性、稳定性等，可通过膀胱压力容积曲线图表示，常见的有 5 种类型：高敏感性膀胱（曲线上可见一孤立的无抑制性收缩）、低顺应性膀胱/不稳定性膀胱（达到膀胱容量之前可见 2～3 个无抑制性收缩）、不稳定性膀胱伴顺应性降低（常与逼尿肌肥厚有关）、膀胱容量过大（终末期膀胱可见不稳定性活动）和咳嗽诱发出无抑制性收缩。

3. 压力-流率测定　是目前诊断膀胱出口梗阻的"金标准"。同步测定排尿期逼尿肌压力和尿流率，并分析两者之间的相关性以确定尿道阻力的方法可用于鉴别排尿功能障碍的原因，包括膀胱出口梗阻、逼尿肌收缩力状况、逼尿肌-括约肌协调性。储尿期观察指标同充盈性膀胱测压。排尿期主要观察指标：最大尿流率、逼尿肌开口压力、膀胱开口压力、最大尿流率时逼尿肌压力、最大逼尿肌压力。膀胱出口梗阻表现为高尿流率、高压力。排尿时腹内压的影响几乎为 0。

4. 同步括约肌肌电测定　用于确定受检者是否存在尿道肌肉神经支配异常。本项检查很少单独进行，常与膀胱压力及压力-流率同步进行。排尿时肌电活动持续增强时，为逼尿肌外括约肌协同失调的重要诊断依据。分别观察在储尿期和排尿期括约肌活动的情况，如储尿末期括约肌电位发放频率未见增加,波幅减小,表明括约肌收缩力减弱;而排尿期括约肌肌电不消失甚至加强,则表明逼尿肌 - 括约肌功能失调。

二、膀胱功能障碍康复(图 9-2-1)

(一)药物治疗

尿潴留可通过 α 受体阻滞剂和胆碱能药物治疗。目前药物对卒中后尿潴留的研究结果不同,部分显示有效,部分显示对药物反应不佳。早期药物抵抗型尿潴留预后不佳。选择性 $α_1$ 受体阻滞剂如特拉唑嗪、阿夫唑嗪具有松弛膀胱和前列腺平滑肌的作用,低灌注性脑梗死慎用。

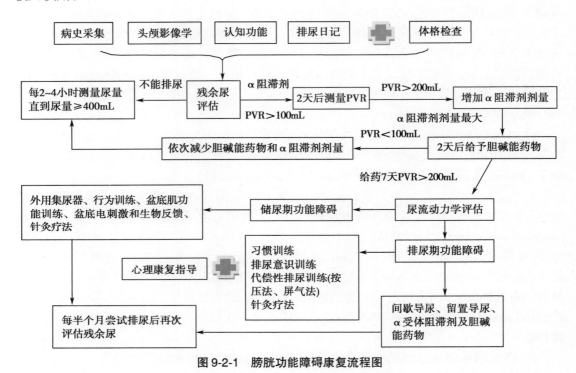

图 9-2-1　膀胱功能障碍康复流程图

(二)康复治疗

1. 间歇导尿　对于自排尿后出现大量残余尿量,甚至发生充盈性尿失禁的患者,应使用间歇导尿,有助于膀胱反射的恢复,是协助膀胱排空的"金标准"。回归家庭后患者可进行清洁间歇自家导尿术(clean intermittent self-catheterization, CIC)。长期临床观察证实 CIC 有良好的安全性、有效性和耐受性,且易于被患者或其家属掌握。间歇导尿具有实施原则、应用条件与禁忌证。一般每天导尿 4 ~ 6 次,以避免膀胱过度充盈。CIC 解决了尿液安全排出的问题,有效地保护了肾功能,避免长期留置尿管所带来的尿道炎、睾丸附睾炎等合并症,且只有清洁间断导尿,无需消毒操作,为患者回归社会创造条件,因此对膀胱排空障碍患者具有重要意义。CIC 禁忌证:①尿道狭窄,导尿管插入困难,或不能安全通过。②尿道内有假道存在。③患者上肢活动功能丧失或已出现痴呆者。CIC 合并症包括尿路感染或导管相关的创伤。泌尿系感染是间歇导尿最常见的合并症:无症状菌尿现象,如患者无发热、血尿、尿液浑浊、尿液恶臭、下腹疼痛等严重泌尿系感染的征象,无需特殊处理;出现临床症状的泌尿系感染一般需要抗感染治疗。

　　接受 CIC 治疗的患者病情稳定后,通常需要每年定期随访。复查内容包括尿液分析、尿培养及药敏试验、每天导尿的次数、每次导尿量、肾功能、肾脏超声等,如有肾积水,应行静脉肾盂造影,膀胱输尿管反流造影和尿动力学检查(或影像尿动力学检查),如有血尿,还应行膀胱镜检查除外膀胱结石甚至膀胱肿瘤。

　　2. 盆底肌肉训练　　盆底肌肉训练在盆底肌及尿道括约肌不完全去神经支配的患者中可抑制逼尿肌过度活动、改善盆底功能或尿失禁状态。盆底生物反馈,应用肌电图生物反馈指导训练盆底肌,可加强盆底肌张力和控制能力,巩固盆底肌训练效果。

　　3. 其他　　对于患者不能自行导尿,进行 CIC 也失去了节约医疗费用、助患者回归社会等意义,多采用耻骨上膀胱穿刺造瘘术。另外,针灸疗法可改善神经源性下尿路功能障碍。

(李冰洁　赵圣杰)

参 考 文 献

[1] Pizzi A, Falsini C, Martini M, et al.Urinary incontinence after ischemic stroke: clinical and urodynamic studies. Neurourology and urodynamics, 2014, 33(4): 420-425.

[2] Gibson JM, Thomas LH, Harrison JJ, et al.Stroke survivors' and carers' experiences of a systematic voiding programme to treat urinary incontinence after stroke.J Clin Nurs, 2018, 27(9-10): 2041-2051.

[3] Thomas LH, Coupe J, Cross LD, et al.Interventions for treating urinary incontinence after stroke in adults. Cochrane Database Syst Rev, 2019, 2: CD004462.

[4] Brady MC, Jamieson K, Bugge C, et al.Caring for continence in stroke care settings: a qualitative study of patients' and staff perspectives on the implementation of a new continence care intervention.Clinical rehabilitation, 2016, 30(5): 481-494.

[5] Panfili Z, Metcalf M, Griebling TL.Contemporary Evaluation and Treatment of Poststroke Lower Urinary Tract Dysfunction.Urol Clin North Am, 2017, 44(3): 403-414.

[6] Thaha MA, Abukar AA, Thin NN, et al.Sacral nerve stimulation for faecal incontinence and constipation in adults.The Cochrane database of systematic reviews, 2015, (8): CD004464.

第十章

脑血管病并发症的康复

脑血管病因神经功能缺损可引起一系列继发性病变,甚至功能障碍,例如:疼痛、肩手综合征、肩关节半脱位、误用综合征、关节挛缩、压疮、静脉血栓栓塞、骨质疏松、卒中相关性肺炎及跌倒等。这些继发性病变或功能异常的病理生理学机制非常复杂,内源性因素有运动系统瘫痪、免疫调节、机体代谢及营养不良等,外源性因素有护理和康复治疗措施不当。合理处理这些因素,可以减少相关并发症及功能障碍,从而提高脑血管病患者的日常生活活动能力及生存质量。

第一节 疼痛及康复

疼痛是一种不愉快的主观感受性症状。脑血管病疼痛主要位于肩胛带、腕关节、掌指关节及指间关节等部位,以恢复期和慢性期患者多见。不愉快的疼痛感知不仅影响患者主动参与康复治疗的积极性,还会使之对康复过程产生抵触情绪,甚至恐惧感,严重影响治疗效果。脑血管病疼痛病因复杂,不能用单一的神经病理性疼痛来解释。为简化及易于理解,根据疼痛来源将之分为中枢性疼痛和外周性疼痛,部分患者为混合性疼痛。

一、中枢性疼痛

此类疼痛又称为脑血管病中枢性疼痛(central post-stroke pain,CPSP),发生率为1%~8%,可能与受损的感觉传导通路兴奋过度或中枢抑制通路损伤等有关,具体病理生理学机制尚不清楚。疼痛部位以患侧肩胛带、肘关节、腕关节、掌指关节及指间关节处多见,表现为烧灼样、撕裂样、甚至针刺样的浅表感觉异常,或者深部肌肉骨骼疼痛,可因触摸及低温等刺激而诱发。合理的疼痛康复评定是有效治疗的前提。目前治疗上以中枢性镇痛药为主,如加巴喷丁、普瑞巴林、阿米替林、拉莫三嗪和卡马西平等;物理治疗方法有经颅直流电刺激和重复经颅磁刺激等,但效果不肯定;中枢性疼痛患者多伴有抑郁倾向,合理抗抑郁治疗可以缓解疼痛症状。

二、外周性疼痛

此类疼痛又称为骨骼肌肉疼痛(musculoskeletal pain),主要与躯体局部的软组织结构损伤有关,疼痛部位常见于患侧肩胛带、肱二头肌腱和手腕关节处,髋关节和膝关节也可累及。临床表现可伴有红、肿和热,以运动时疼痛症状最为明显。

虽然脑血管病肩痛可能是混合性的,但是已有的证据更多的是支持外周性疼痛,主要见于恢复期和慢性期患者,发生率为21%~84%。高频超声和磁共振检查发现,脑血管病患者肩周存在肩袖撕裂、肩峰下滑囊炎、肱二头肌腱炎及腱鞘积液等，提示肩周软组织结构异常和损伤可能是肩痛的主要原因。什么原因导致这些软组织损伤，目前还没有统一认识。除躯体瘫痪后肩胛带肌群的力学结构异常外，护理和康复治疗操作不当也是不可忽略的因素。所以，肩痛的治疗关键在于早期预防：首先，尽可能减少、甚至恢复肩胛骨和肱骨头解剖位置异常，如仰卧位使用毛巾垫起患侧肩胛骨、合理的肩关节外旋外展良姿位及肩托固定防止肱骨头下移等；其次，运动康复治疗过程中，合理的手法辅助肩胛骨旋转、避免轴向牵拉上臂及减少上肢超过头顶的运动等。瘫痪侧肩关节在外展和前屈运动过程中，多少角度范围内是安全的，目前还没有系统的理论和实践性研究。

关于外周性肩痛的治疗方法较多，根据疼痛的程度及持续时间，可以选用非甾体抗炎药物和物理因子疗法。如急性发作的疼痛，先停止可能有创的操作，再给予非甾体抗炎药物止痛；配合冷疗、无热量超短波、肌内效贴及经皮神经电刺激等，可以取得较好的效果。针对慢性疼痛，可以蜡疗、微热量超短波及经皮神经电刺激等治疗，合理的关节松动手法对肩痛有一定的缓解作用。若疼痛由肩周小肌肉痉挛引起，可以考虑 A 型肉毒素局部注射治疗。局部地塞米松封闭、透明质酸钠注射及神经阻滞治疗在肩痛治疗中效果肯定，可以为下一步运动治疗提供时间窗口。传统蜂针或针刺疗法有一定效果。疼痛和抑郁互成因果，疼痛患者常伴有抑郁情绪，抑郁会增加患者对疼痛的敏感性，所以抗抑郁治疗对脑血管病骨骼肌肉性质的肩痛也有一定的帮助。

（邓景贵）

第二节　关节并发症及康复

一、肩手综合征

肩手综合征（shoulder-hand syndrome，SHS）特征性地表现为疼痛及手指腊肠样肿胀，又称为复杂区域疼痛综合征 I 型（complex regional pain syndrome type I），与上述中枢及外周性疼痛有本质区别，其在疼痛中的分类存在争议。一般认为 SHS 的发生与交感神经营养不良有关，但具体机制不详。其外在表现：早期为手指肿胀、指间关节被动屈曲轻度受限及疼痛，可累及肩、肘关节；后期表现为手掌心出汗、湿冷、掌指与指间关节被动双向活动受限，甚至肌肉萎缩及灰指甲等。由 SHS 所致的肩痛与继发性肩周软组织损伤所致的肩痛在临床上难以区分，因为两者临床表现相似。目前，尚无 SHS 的确切诊断标准，但交感神经发汗试验可能有助于早期发现 SHS。治疗方面，早期的正确防护可以降低 SHS 的发病率。一项随机对照研究发现，功能性肩托可以改善 SHS 的临床表现；神经阻滞及类固醇激素局部封闭治疗有一定缓解疼痛的作用；传统针刺联合康复治疗效果可能会更好；尚缺少蜡疗及缠线疗法的系统研究报道。

二、肩关节半脱位

脑血管病患者肩关节半脱位(shoulder joint subluxation)发生率很高，国外统计超过 80%。其本质与瘫痪后肩周肌肉、肌腱、韧带、滑囊等支撑结构力学异常有关。这种解剖结构异常与上肢轴向重力牵引及对肩胛带的牵拉有关，表现为肩峰下 1 ~ 2 横指的空隙，坐位及站立位时最为明显。实际上，肩关节半脱位还附带肩胛骨下旋、内收及"翼状"凸起的结构异常。肩关节半脱位本身不是引起肩痛的原因，这点在脑血管病早期可见一斑；而由其引起的冈上肌及肌腱牵拉伤、肱二头肌长头肌腱炎症或鞘内积液等继发性伤害才是引起疼痛的根本原因。康复评定方面，除目测和手法衡量肩峰下空隙外，肩关节正位片及垂直于肩胛骨平面的 X 射线透视摄影有一定帮助。治疗上重点在于防止继发性损伤，软瘫期使用肩托或吊带可减轻患肢重力牵引对肩胛带的牵拉，但是该处置存在争议，因为肩托限制了患肢活动范围、影响上肢血液和淋巴液回流、甚至加重上肢屈肌痉挛模式。功能性电刺激和任务导向的冈上肌与三角肌后束肌电触发刺激有一定效果。

三、关节挛缩

关节挛缩在脑血管病恢复期和慢性期非常多见，如：患侧肩关节前屈外展和旋后受限、前臂旋后受限、掌指关节和指间关节的屈曲受限及踝关节背伸受限等。其原因与早期康复介入不足、疼痛、炎性粘连等有关。早期保护下的全关节活动范围内被动运动有一定预防作用，但是这种运动方式有争议，因为即使有保护措施，这种被动运动对失去正常感觉运动的组织结构还是有潜在的损伤风险，例如肩胛胸壁关节和盂肱关节运动不协调可能导致肩袖损伤。对于已经形成的关节挛缩，其早期外在表现是阻力增高，要与肌张力增高进行区别，此时及时被动运动有恢复空间；体外冲击波治疗对痉挛性肌腱挛缩早期有一定帮助；而针对严重挛缩的关节，手法和物理因子治疗效果非常有限，甚至增加骨折的风险。

（邓景贵）

第三节　其他脑血管病并发症康复

一、误用综合征

误用综合征(misuse syndrome)指代脑血管病患者在康复过程中，由于错误的训练方法而导致的习惯性运动或姿势异常。最多见于没有正规康复指导的患者，陪护人员的粗暴被动活动和医源性错误训练方式也是常见原因。其典型的表现形式与上肢的屈肌共同运动模式和下肢伸肌共同运动模式有关，如行走过程中的上肢挎篮、下肢画圈步态、下肢支撑相负重时间不足等，这些与错误的卧床体位、起立方式、强化肌力训练、过早的步行训练等有关。避免误用综合征的重点在于健康宣教和预防，医务人员必须全面掌握患者的客观资料，科学康复评定；再制订合理的康复方案，规范每天的训练强度和频率，指导陪护或家属规范地陪同患者进行院外康复训练。

二、压疮

压疮在脑血管病慢性期患者具有较高的发病率,好发于骨性凸起部位,如枕凸、肩胛骨、骶尾部、股骨大转子、外踝及足跟。内在因素有长期卧床及营养不良,外在因素主要是护理不当。压疮的形成需要三个条件:单位体表面积内的压力、摩擦力及剪切力,当毛细血管受压超过一定的时间,会形成局部皮下组织缺血缺氧并最终坏死。合理的预防及早期识别是关键,重视医疗器械相关性压疮。所有脑血管病患者,在入院时需进行压疮康复评定,内容涵盖:神志、自主翻身能力、感觉障碍程度、二便有无失禁、认知能力及基础疾病等。选择可靠的康复评定量表(如 Braden 计分量表)有助于预测压疮的发生。针对压疮发生后的干预措施方法众多:首先是正确的体位护理、选择合适的支撑面、早期活动及营养支持;其次是基于压疮分类,选择合理的物理因子治疗和生物敷料换药;再次是压疮治疗后再康复评定,必要时扩大清创处理,甚至植皮。

三、静脉血栓栓塞

静脉血栓栓塞(venous thrombosis embolism,VTE)包括深静脉血栓形成(deep venous thrombosis,DVT)和肺栓塞(pulmonary embolism,PE),在脑血管病患者非常多见,尤其是出血性卒中,因长期卧床,在血液流动缓慢、高凝状态及血管内皮破坏等因素的作用下,发生下肢 DVT 的风险明显增加。据一项前瞻性多中心队列研究发现,脑血管病急性期 2 周内 DVT 的发生率为 12.4%,主要危险因素有年龄、性别、肥胖、活动性癌症、脑出血及肌力下降;而另一项回顾性研究发现,脱水治疗是急性缺血性脑血管病患者发生静脉血栓形成的独立危险因子,血尿素氮/肌酐比值有一定预测价值;也有观点认为小腿肌痉挛和踝足矫形器可能是康复期下肢 DVT 的促成因素。

临床表现上,一般为下肢肿胀、局部皮温增高、甚至疼痛,严重者可以出现邻近关节活动受限。更多的患者表现为无任何症状,如腘静脉血栓和肌间静脉血栓。DVT 的最大风险是脱落引起的肺栓塞,是脑血管病患者致死性的最严重并发症之一,超声检查和 CT 造影可以协助诊断。肌间静脉血栓脱落的风险非常低,当有远端肢体的肌间静脉血栓形成时,提示要考虑抗凝治疗,否则可能会向近心端发展。血浆 D- 二聚体检查对预测 VTE 发生发展具有重要价值。

治疗须基于个体化特征。一般急性期使用低分子肝素皮下注射抗凝血;监测 INR 值,目标控制在 2~3 之间;口服非维生素 K 拮抗剂抗凝血药(如利伐沙班)无需监测 INR 值。抬高患肢及下肢穿弹力袜可以缓解下肢肿胀症状。治疗期间根据血浆 D- 二聚体值的变化调整用药剂量,当基本正常时,可以适当被动活动血栓附近各关节。针对有血栓脱落高风险的患者,建议安装下腔静脉滤网。据统计,卒中后 1 个月内是否发生 DVT 与半年后的功能结局密切相关。

四、骨质疏松

长期卧床和负重减少,可以导致骨钙、磷等矿盐流失,造成继发性骨质疏松。多数患者临床表现不明显，严重者可以出现椎体疼痛，以及由此引起的步态不稳、跌倒等事件，从而发生骨折。脑血管病患者由于健患侧下肢负重不一致，股骨颈骨密度存在差异，跌倒相对容易发生患侧股骨颈或粗隆间骨折。所以，所有脑血管病患者康复治疗前常规行骨密度测定，对严重骨质疏松者要提前干预，例如：口服可吸收钙剂、肌注降钙素、骨化三醇及阿仑膦酸钠等。一项前瞻性的随机对照研究发现，阳光照射可以使脑血管病患者血清 25-(OH)D$_3$ 合成增加 4 倍，骨密度增加 3.1%。一项基于匹配人群（共 10 596 例）的回顾性队列研究发现，质子泵抑制剂明显增加脑血管病患者骨质疏松、髋关节和椎体骨折风险。

五、卒中相关性肺炎

脑血管病相关性肺炎（stroke-associated pneumonia，SAP）包括坠积性肺炎和吸入性肺炎，急性期发生率非常高（4.1% ~ 56.6%），康复期 3.2% ~ 11%，增加 1 年内死亡率。其原因与脑血管病呼吸肌功能低下、咳嗽反射减弱、肺功能下降、卧床、呼吸中枢异常及气管切开状态等有关。一项前瞻性的多中心研究发现，吞咽困难和卒中诱导的免疫抑制综合征是 SAP 发生的独立危险因子。所以，针对性 SAP 筛查显得尤为重要，肺炎评分、A2DS2、ISAN 评分和 AIS-APS 是目前认可的可以有效预测和筛查 SAP 发生的量表。SAP 并不是单一的并发症，其与非肺炎并发症（消化道出血、压疮、深静脉血栓、癫痫、尿路感染、心房颤动及卒中复发）显著相关，所以相关非肺炎并发症的存在也可以在一定程度上预测 SAP 发生的风险。治疗上，首先是康复预防，多拍背和翻身，并尽可能早期坐位训练，清除餐后口腔残留物。一项基于 12 个独立研究总共纳入 87 824 例脑血管病患者的荟萃分析发现，正确的筛查方式、早期吞咽功能检查及言语病理学康复评定可以降低 SAP 的发生率。其次是针对有明确细菌感染者应抗生素治疗。由于瘫痪侧躯干肌肉功能障碍的持续存在，即使是恢复期或者慢性期，脑血管病患者再发肺炎的风险高于一般非脑血管病患者。所以，脑血管病患者肺功能康复是一项长期任务。

六、跌倒

相较于前述并发症，跌倒并非局部结构问题，而是一项系统性的不良事件。其原因是多方面的，包括认知、平衡、下肢运动模式、体重指数、视听觉、本体感觉、是否专人照护、骨质疏松及疼痛等。不同研究显示，脑血管病急性期跌倒的发生率为 2.3% ~ 13%；约有 36% 的脑血管病患者在病程 6 个月内发生过跌倒。所以，跌倒风险的建模和预判有助于脑血管病患者跌倒的预防。健康宣教和辅助器具的使用对跌倒预防有一定的帮助。

（邓景贵）

参 考 文 献

[1] A Frese, I W Husstedt, E B Ringelstein, et al.Pharmacologic treatment of central post-stroke pain.Clin J Pain, 2006, 22(3):252-260.

［2］Mírian Celly Medeiros Miranda David, Alexa Alves de Moraes, Maíra Lopes da Costa, et al.Transcranial direct current stimulation in the modulation of neuropathic pain: a systematic review.Neurol Res, 2018, 40(7): 555-563.

［3］Rogério Adas Ayres de Oliveira, Daniel Ciampi de Andrade, Melina Mendonça, et al.Repetitive transcranial magnetic stimulation of the left premotor/dorsolateral prefrontal cortex does not have analgesic effect on central poststroke pain.J Pain, 2014, 15(12): 1271-1281.

［4］Gabi Zeilig, Michal Rivel, Harold Weingarden, et al.Hemiplegic shoulder pain: evidence of a neuropathic origin.Pain, 2013, 154(2): 263-271.

［5］C I Price, A D Pandyan.Pandyan, Electrical stimulation for preventing and treating post-stroke shoulder pain: a systematic Cochrane review.Clin Rehabil, 2001, 15(1): 5-19.

［6］Zoe Adey-Wakeling, Maria Crotty, E Michael Shanahan.Suprascapular nerve block for shoulder pain in the first year after stroke: a randomized controlled trial.Stroke, 2013, 44(11): 3136-3141.

［7］Sung Min Lim, Sook-Hyun Lee.Effectiveness of bee venom acupuncture in alleviating post-stroke shoulder pain: a systematic review and meta-analysis.J Integr Med, 2015, 13(4): 241-247.

［8］Le Peng, Chao Zhang, Lan Zhou, et al.Traditional manual acupuncture combined with rehabilitation therapy for shoulder hand syndrome after stroke within the Chinese healthcare system: a systematic review and meta-analysis.Clin Rehabil, 2018, 32(4): 429-439.

［9］Kamal Narayan Arya, Shanta Pandian, Vinod Puri.Rehabilitation methods for reducing shoulder subluxation in post-stroke hemiparesis: a systematic review.Top Stroke Rehabil, 2018, 25(1): 68-81.

［10］Somyung Jeon, Young Kim, Kyoungsim Jung, et al.The effects of electromyography-triggered electrical stimulation on shoulder subluxation, muscle activation, pain, and function in persons with stroke: A pilot study.NeuroRehabilitation, 2017, 40(1): 69-75.

［11］Anke van Bladel, Gert Lambrecht, Kristine M Oostra, et al.A randomized controlled trial on the immediate and long-term effects of arm slings on shoulder subluxation in stroke patients.Eur J Phys Rehabil Med, 2017, 53(3): 400-409.

［12］Engin Koyuncu, Güldal Funda Nakipoğlu-Yüzer, Asuman Doğan, et al.The effectiveness of functional electrical stimulation for the treatment of shoulder subluxation and shoulder pain in hemiplegic patients: A randomized controlled trial.Disabil Rehabil, 2010, 32(7): 560-566.

［13］Ayişe Karadag, Seval C Hanönü, Evrim Eyikara.A Prospective, Descriptive Study to Assess Nursing Staff Perceptions of and Interventions to Prevent Medical Device-related Pressure Injury.Ostomy Wound Manage, 2017, 63(10): 34-41.

［14］Christopher Goshgarian, Philip B Gorelick.DVT Prevention in Stroke.Curr Neurol Neurosci Rep, 2017, 17(10): 81.

［15］Hoon Kim, Kiwon Lee, Huimahn A Choi, et al.Elevated Blood Urea Nitrogen/Creatinine Ratio Is Associated with Venous Thromboembolism in Patients with Acute Ischemic Stroke.J Korean Neurosurg Soc, 2017, 60(6): 620-626.

［16］Eshita Kapoor, Peter C Austin, Shabbir M H Alibhai, et al.Screening and Treatment for Osteoporosis After Stroke.Stroke, 2019, 50(6): 1564-1566.

［17］W H The，C J Smith，R S Barlas，et al.Impact of stroke-associated pneumonia on mortality，length of hospitalization，and functional outcome.Acta Neurol Scand，2018，138（4）：293-300.

［18］Ebru Alemdaroğlu，Halil Uçan，Aslı Mete Topçuoğlu，et al.In-hospital predictors of falls in community-dwelling individuals after stroke in the first 6 months after a baseline evaluation：a prospective cohort study. Arch Phys Med Rehabil，2012，93（12）：2244-2250.

［19］Mary E Walsh，Rose Galvin，Fiona Boland，et al.Validation of two risk-prediction models for recurrent falls in the first year after stroke：a prospective cohort study.Age Ageing，2017，46（4）：642-648.

改良 Barthel 指数（MBI）康复评定量表

康复评定项目	1级	2级	3级	4级	5级
（1）大便控制	0	2	5	8	10
（2）小便控制	0	2	5	8	10
（3）进食	0	2	5	8	10
（4）穿衣	0	2	5	8	10
（5）用厕	0	2	5	8	10
（6）个人卫生	0	1	3	4	5
（7）自己洗澡	0	1	3	4	5
（8）床 - 椅转移	0	3	8	12	15
（9）行走	0	3	8	12	15
（10）坐轮椅 *	0	1	3	4	5
（11）上下楼梯	0	2	5	8	10
总分			100		

*注：只有在（9）行走康复评定为1级时，才康复评定此项。

康复评定说明：改良 Barthel 指数（MBI）康复评定标准

1. 基本的评级标准　每个活动的评级可分5级，不同的级别代表了不同程度的独立能力，最低是1级，而最高是5级。级数越高，代表独立能力越高。

①完全依赖别人去完成整项活动。②某种程度上能参与，但在整个活动过程中需要别人提供协助才能完成。注："整个活动过程"是指有超过一半的活动过程。③能参与大部分的活动，但在某些过程中仍需要别人提供协助才能完成整项活动。注："某些过程"是指一半或以下的工作。④除了在准备或收拾时需要协助，患者可以独立完成整项活动；或进行活动时需要别人从旁监督或提示，以保证安全。注："准备或收拾"是指一些可在测试前后去处理的非紧急活动过程。⑤可以独立完成整项活动而无需别人在旁监督、提示或协助。

2. 每一项活动的个别评级标准

（1）肛门控制（大便控制）：指能完全的控制肛门或有意识地防止大便失禁。评级标准：①完全大便失禁。②在摆放适当的姿势和诱发大肠活动的技巧方面需要协助，并经常出现大便失禁。③患者能做出适当的姿势，但未能运用诱发大肠活动的技巧，或在清洁身体及更换纸尿片方面需要协助，并在间中出现大便失禁。④甚少出现大便失禁，患者在使用栓剂或灌肠器时需要监督，或需要定时有人从旁提示，以防失禁。⑤没有大便失禁，在需要时患者也可自行使用栓剂或灌肠器。其他方法：肛门造口或使用纸尿片。考虑因素："经常大便失禁"是指有1个月内超过一半的时间出现失禁；"间中大便失禁"是指1个月内有一半或以下的时间出现失禁；"甚少大便失禁"是指每个月有不多于一次的大便失禁。评级包括保持身体清洁及有需要时能使用栓剂或灌肠器，把衣服和附近环境弄脏将不作评级考虑，若患者长期便秘而需要别人定时帮助放便，其情况应视作大便失禁。患者如能自行处理造口或使用纸尿片，应视作完全没有大便失禁。若造口或尿片发出异味而患者未能及时替换，其表现应被降级。

（2）膀胱控制（小便控制）：指能完全控制膀胱或有意识地防止小便失禁。评级标准：①完全小便失禁。②患者经常小便失禁。③患者通常在日间能保持干爽但晚上小便失禁，并在使用内用或外用辅助器具时需要协助。④患者通常能整天保持干爽但间中出现失禁；或在使用内用或外用辅助器具时需要监督；或需要定时有人从旁提示，以防失禁。⑤没有小便失禁，在需要时患者也可自行使用内用或外用辅助工具。其他方法：内置尿管、尿套或使用纸尿片。

（3）进食：定义是用合适的餐具将食物由容器送到口中。整个过程包括咀嚼及吞咽。评级标准：①完全依赖别人帮助进食。②某种程度上能运用餐具，通常是匙子或筷子。要别人提供协助。但在进食的整个过程中需要别人提供协助。③能运用餐具，通常用匙子或筷子。但进食的某些过程仍需要别人提供协助。④除了在准备或收拾时需要协助，患者可以自行进食；或过程中需有人从旁监督或提示，以保证安全。⑤可自行进食，而不需别人在场监督、提示或协助。先决条件：患者有合适的座椅或靠背支撑，食物被放置于患者伸手可及的盛盘或桌子上。进食方式：口部进食或使用胃管进食。准备或收拾活动：戴上及除下进食辅助器具。考虑因素：如果吞咽使安全受到影响，则表现应被降级，不需考虑患者在进食时身体是否能保持平衡，但如安全受到影响，则表现应被降级，胃管进食的过程并不需考虑插入及取出胃管。

（4）穿衣：包括穿上、脱下及扣好衣物；有需要时也包括腰围、义肢及矫形架。评级标准：①完全依赖别人协助穿衣。②某种程度上能参与，但在整个活动过程中需要别人提供协助才能完成。③能参与大部分活动，但在某些过程中仍需要别人提供协助才能完成整项活动。④除了在准备或收拾时需要协助，患者可以自行穿衣；或过程中需有人从旁监督或提示，以保证安全。⑤自行穿衣而无需别人监督、提示或协助。先决条件：所有衣物必须放在伸手可及的范围内。衣物的种类：衣、裤、鞋、袜，需要时包括腰围、义肢及矫形架，可接受改良过的衣服，如鞋带换上魔术贴，不包括帽、胸围、皮带、领带及手套。准备或收拾活动：于穿衣后将纽扣扣上，穿鞋后把鞋带系紧。考虑因素：到衣柜或抽屉拿取衣物将不作评级考虑。

（5）如厕：包括在坐厕上坐下及站起，脱下及穿上裤子，防止弄脏衣物。评级标准：①完全依赖别人协助如厕。②某种程度上能参与，但在整个活动过程中需要别人提供协助才能完成。③能参与大部分活动，但在某些过程中仍需要别人提供协助才能完成整项活动。④除了在准备或收拾时需要协助，患者可以自行如厕，或过程中需有人从旁监督或提示，以保证安全。⑤患者可用任何适当的方法自行如厕，而无需别人在场监督、提示或协助。如有需要，患者也可在晚间使用便盆、便椅或尿壶。然而，此类方法需包括将排泄物倒出并把器皿清洗干净。先决条件：患者在设备齐全的厕所内进行测试，纸须伸手可及。如厕设备：尿壶、便盆、便椅、尿管、尿片、痰盂、坐厕或蹲厕。准备或收拾活动：于如厕前后准备、清理或清洗如厕设备。考虑因素：包括在厕所内的体位转移或步行表现，但不需考虑进出厕所的步行表现。可接受使用辅助器具，例如助行器及扶手，不需考虑患者是否能表达如厕需要，从洗手间入口跨过门槛将不作评级考虑，上述适当的方法是指一些被社会认同的方法。例如患者用漱口盆误作如厕的设备，其表现应被降级。

（6）个人卫生：包括洗脸、洗手、梳头、保持口腔清洁（包括假牙齿）、剃须（适用于男性）及化妆（适用于有需要的女性）。评级标准：①完全依赖别人处理个人卫生。②某种程度上能参与，但在整个活动的过程中需要别人提供协助才能完成。③能参与大部分的活动，但在某些过程中仍需要别人提供协助才能完成整项活动。④除了在准备或收拾时需要协助，患者可以自行处理个人卫生，或过程中需有人从旁监督或提示，以保证安全。⑤自行处理个人卫生，而不需别人在场监督、提示或协助。男性患者可自行剃须，而女性患者则可自行化妆及梳理发辫。先决条件：患者在设备齐全的环境下进行测试，所有用具都须伸手可及，电动剃须刀已通电，并已插入刀片。使用方法：床边，洗漱盆侧或洗手间内。准备或收拾活动：事前将一盆水放在床边或更换清水，先用轮椅或便椅将患者推到瓷盆旁边，准备或清理梳洗的地方，戴上或除下辅助器具。考虑因素：不需考虑往返洗手间的步行表现，化妆只适用于平日需要化妆的女士，梳洗也包括设计发型等。

（7）洗澡：包括清洁、冲洗及抹干由颈至脚的部位。评级标准：①完全依赖别人协助洗澡。②某种程度上能参与，但在整个活动过程中需要别人提供协助才能完成。③能参与大部分的活动，但在某些过程中仍需要别人提供协助才能完成整项活动。④除了在准备或收拾时需要协助，患者可以自行洗澡，或过程中需有人从旁监督或提示，以保证安全。⑤患者可用任何适当的方法自行洗澡，而不需别人在场监督、提示或协助。先决条件：患者在洗澡的地方内进行测试，所有用具都须放于洗澡伸手可及的范围内。洗澡方法：盆浴（浴缸）、淋浴（花洒）、海绵浴、抹身、用桶或盆洗身、用冲凉椅或浴床。准备或收拾活动：在洗澡前后准备或更换清水，开启或关闭热水炉。考虑因素：包括在浴室内的体位转移或步行表现，但无需考虑往返浴室的步行表现，不包括洗头、携带衣物和应用物品进出浴室及洗澡前后穿脱衣物。

（8）床-椅转移：患者将轮椅移至床边，把刹车锁紧及拉起脚踏，然后将身体转移到床上并躺下。再坐回床边（在有需要时可移动轮椅的位置），并将身体转移坐回轮椅上。评级标准：①完全依赖或需要2个人从旁协助帮助转移。②某种程度上能参与，但在整个活动的过程中需要别人提供协助才能完成。③能参与大部分活动，但在某些过程中仍需要别人提供协助才能完成整项活动。④除了在准备或收拾时需要协助，患者可以自行转移，或过程中需有人从旁监督或提示，以保证安全。⑤自行转移来回床椅之间，并无需别人从旁监督、提示或协助。其他转移方法：由便椅转移到床上，由坐椅转移到床上。准备或收拾活动：如测试前将椅子的位置移好至某个角度。考虑因素：包括移动椅子到适当的位置，可利用辅助器具，例如床栏而不被降级。

（9）行走：包括平地步行。平地步行：步行从患者站立开始，在平地步行50m。患者在有需要时可戴上及取下矫形器或义肢，并能适当地使用助行器。评级标准：①完全不能步行。②某种程度上能参与，但在整个活动过程中需要别人提供协助才能完成。③能参与大部分活动，但在某些过程中仍需要别人提供协助才能完成整项活动。④可自行步行一段距离，但不能完成50米；或过程中需有人从旁监督或提示，以保证安全。⑤自行步行50米，并无需其他人从旁监督、提示或协助。考虑因素：需要时可用助行器而不被降级，评级包括要摆放助行器在适当的位置。

（10）轮椅操作（代替步行）：包括在平地上推动轮椅、转弯及操控轮椅至桌边、床边或洗手间等。患者需操控轮椅并移动最少50m。评级标准：①完全不能操控轮椅。②可在平地上自行推动轮椅并移动短距离，但在整个活动过程中需要别人提供协助才能完成。③能参与大部分轮椅活动，但在某些过程中仍需要别人提供协助才能完成整项活动。④可推动轮椅前进、后退、转弯及移至桌边、床边或洗手间等，但在准备及收拾时仍需协助；或过程中需有人从旁监督或提示，以保证安全。⑤可完全自行操控轮椅并移动最少 50m，并无需其他人从旁监督、提示或协助。先决条件：此项目只适用于在第 9 项中被评为"完全不能步行"的患者，而此类患者必须接受轮椅操控训练。准备或收拾活动：例如在狭窄的转角位移走障碍物。

（11）上下楼梯：指可安全地在两段分别有八级的楼梯来回上下行走。评级标准：①完全依赖别人协助上下楼梯。②某种程度上能参与，但在整个活动过程中需要别人提供协助才能完成。③能参与大部分活动，但在某些过程中仍需要别人提供协助才能完成整项活动。④患者基本上不需要别人协助，但在准备及收拾时仍需协助，或过程中需有人从旁监督或提示，以保证安全。⑤患者可在没有监督、提示或协助下，安全地在两段楼梯上下。可使用扶手或助行器。先决条件：患者可步行。准备或收拾活动：自行将助行器摆放在适当的位置。考虑因素：可接受使用扶手和助行器而无需被降级。